何でも調べればわかる今、レジデントノートがめざすもの

創刊23年目となったレジデントノート。
皆さまの声を聞きながら、
「研修医が現場で困っていること」や「意外と教わらないこと」、
「研修中に必ず身につけたいこと」を取り上げます。

そして、研修医に必要なことをしっかり押さえた、
具体的でわかりやすい解説を大切にします。

救急外来や病棟はもちろん、新しい科をローテートするとき、
あるテーマについて一通り勉強したいときも
ぜひ本誌をご活用ください。

私たちはこれからも読者の皆さまと
ともに歩んでいきます。

研修医を応援する単行本も続々発刊！

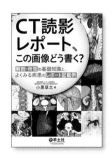
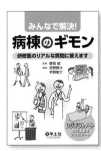
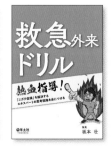
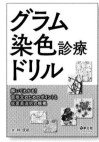
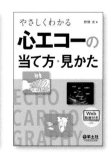

羊土社

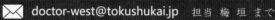

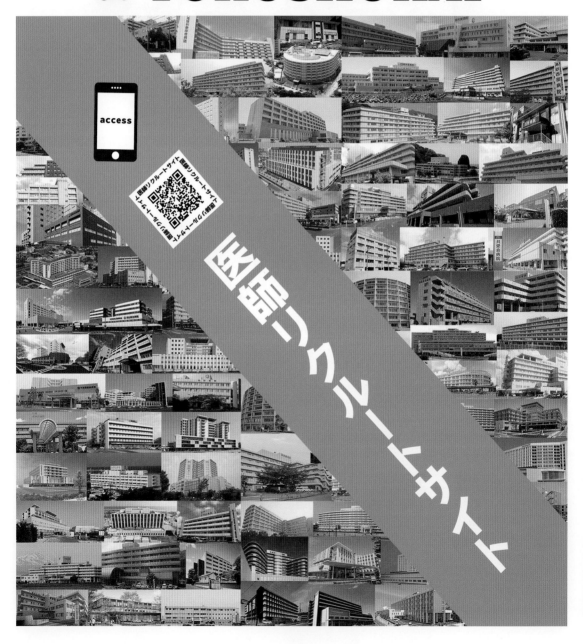

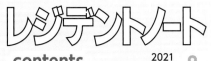

contents
2021 8
Vol.23-No.7

いま見直したい、発熱診療のキホン

発熱の機序、鑑別診断、解熱の意義など、
COVID-19がある今こそ押さえたい大切なこと

編集／一瀬直日（赤穂市民病院 総合診療科）

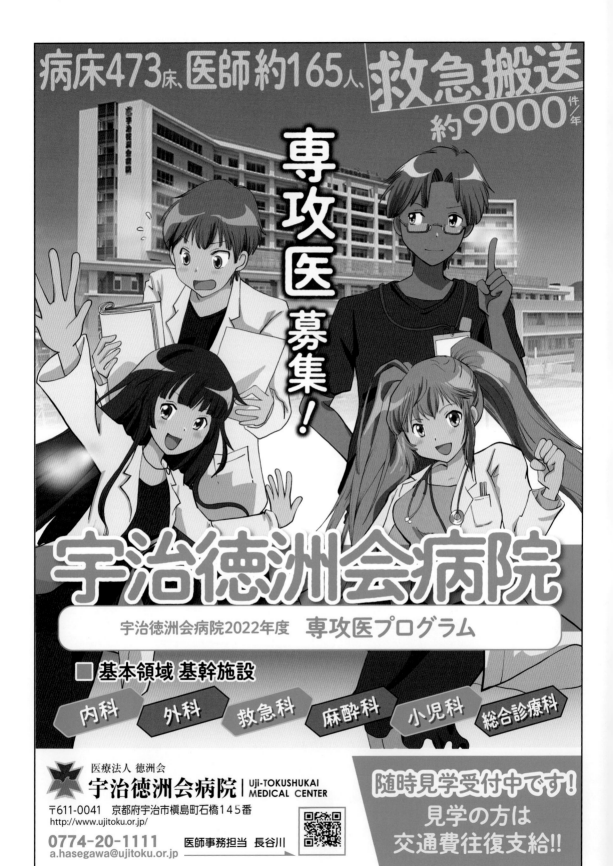

916

レジデントノート

contents

2021 **8**
Vol.23-No.7

連 載

※よく使う日常治療薬の正しい使い方はお休みさせていただきます.

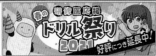
 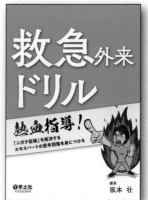
 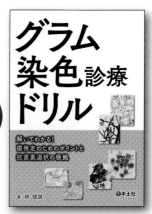

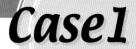

実践！画像診断 Q&A - このサインを見落とすな

軽い右側腹部痛を訴える40歳代女性

（出題・解説）山内哲司，山本祐司

web上にて本症例の全スライスが閲覧可能です.

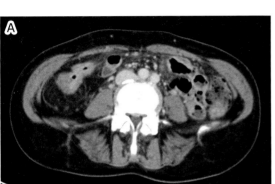

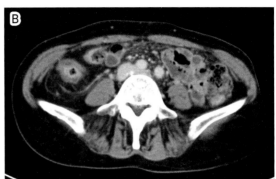

図1　腹部造影CT（軸位断）　Aが頭側.

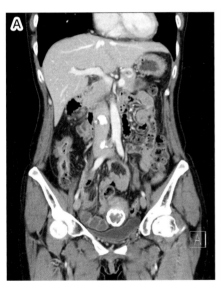

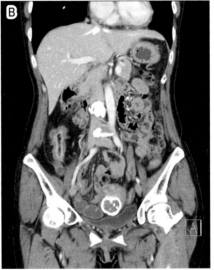

図2　腹部造影CT
（冠状断）
Aが前側.

病歴	症例：40歳代女性. 病歴：1カ月ほど前から軽い右側腹部痛を自覚することがあるため受診.　既往歴：関節リウマチ. 身体所見：発熱なし. 右側腹部に腫瘤様の構造を触れる. 血液検査：特記すべき異常なし.

問題	Q1：腹部造影CT（図1，2）の所見は何か？

Satoshi Yamauchi [1]，Yuji Yamamoto [2]
（1 奈良県立医科大学 放射線科・総合画像診断センター，2 奈良県立医科大学 放射線診断・IVR学教室）

Answer

ある1年目の研修医の診断

上行結腸の壁肥厚があります．症状も強くないようですし，大腸がんでいいんじゃないでしょうか．

解答　腸結核

A1：回盲部から上行結腸にかけて全周性壁肥厚と周囲脂肪織混濁（図1 ▶）が認められる．上行結腸は全体に短縮が疑われ（図2 ▶），病変は比較的長い距離に認められる．

解説

今回は稀ではあるが腸結核を取り上げた．先進国と比較すると高水準ではあるものの，認められるものは肺外結核と呼ばれ，今回扱った腸結核の発生はわが国では年間300例前後で推移している．症状は非特異的な腹痛が約半数で認められるとされるが，無症状であることも多い．結核発症のリスクとされる抗TNF-α抗体製剤が，関節リウマチなどに対して広く使用されるようになって久しいことも注目すべきで，既往歴も気にかける必要がある．実際，本症でも内服歴が確認された．

画像診断として以前より注腸造影検査が有用とされ，教科書や国家試験の過去問などで注腸造影検査の画像を見かけたことのある読者もいるだろう．近年では内視鏡による診断も広く行われている．しかし今日の診療で腹部に対する画像診断は，本症例のようにCTが入り口となるケースが大半ではないかと思う．造影CTで，大腸がんは限局的に粘膜面が肥厚し，進行すると壁の全層が濃染することが一般的であるのに対し，腸結核では粘膜面の濃染が長軸方向に広がるものの肥厚はそれほど強くなく，また粘膜下層以深にはそれほど造影効果が強くないことが多い．さらに消化管自体の短縮も，腸結核を疑う重要な所見となるため，冠状断像などでの確認も有用である．

今回提示したCT像のみから強く腸結核を疑うことは難しく，頻度も考慮すると日常診療では大腸がんを第一に考えることは妥当だと思われる．しかし，結腸の壁肥厚をきたす疾患は，腸結核のほか，潰瘍性大腸炎やCrohn病などの炎症性腸疾患，腸管Behçet病などもあり，決して大腸がんと決めつけてはいけない．誌面の関係上，掲載ができなかったが，ぜひ各病院の大腸がん症例のCTと見比べて，今回のCT像で「大腸がんにしてはちょっと変？」といった感覚をもっていただけると幸いである．

本邦の結核感染症（ほとんどは肺結核）は，欧米数十年に渡って減少傾向である．肺以外の病変が

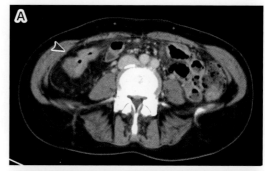

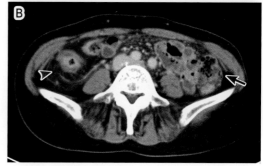

図1　腹部造影CT（軸位断）
上行結腸から横行結腸にかけて全周性の壁肥厚が認められる．特に粘膜面の濃染が目立つものの，粘膜部の肥厚はそれほど強くない．
結腸の周囲には脂肪織混濁も伴っている（▶）．
（対側の下行結腸と比較するとわかりやすい，➡）

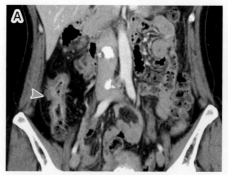
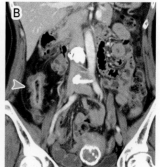

図2　腹部造影CT（冠状断）
冠状断像でも同様に結腸の粘膜の濃染と，壁全体の肥厚が認められる．さらに上行結腸は全体に短縮している様子が確認される（▶）．

本コーナーはオンラインでもご覧いただけます：www.yodosha.co.jp/rnote/gazou_qa/index.html

咳嗽を主訴に来院した40歳代男性

（出題・解説）川述剛士，山口哲生

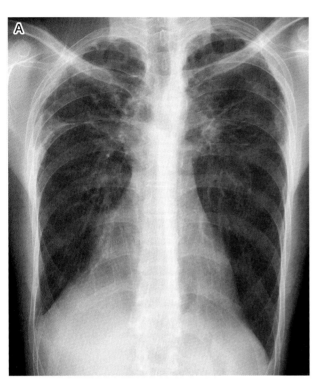

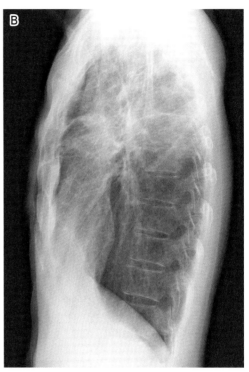

図1　来院時の胸部X線写真
A）正面像，B）側面像.

<table>
<tr><td rowspan="5">病歴</td><td>症例：40歳代男性．既往歴：特記事項なし．喫煙歴：なし．吸入歴：なし．常用薬：なし．</td></tr>
<tr><td>現病歴：来院から10年前の健診で軽度の左気胸を指摘されたが経過観察となっていた．さらに3年前の健診でも胸部異常陰影を指摘されていたが経過観察となっていた．来院1カ月前の健診の胸部X線写真で陰影の悪化を認めたため，当院へ紹介され受診した．</td></tr>
<tr><td>身体所見：体温36.6℃，呼吸数16回/分，SpO₂97%（室内気）．肺雑音なし．心雑音なし．関節炎なし，皮疹なし．その他膠原病を示唆する所見なし．</td></tr>
<tr><td>血液検査：身長169 cm，体重41 kg，BMI 14.4 kg/m²．WBC 5,300/μL（Neut 69.6%，Lym 22.4%，Eos 1.0%），Hb 14.4 g/dL，Plt 15.9万/μL．TP 8.0 g/dL，Alb 5.0 g/dL，BUN 18.2 mg/dL，Cre 0.82 mg/dL，AST 22 IU/L，ALT 16 IU/L，LDH 152 IU/L，CK 88 U/L，CRP 0.01 mg/dL，KL-6 366.3 U/mL．</td></tr>
</table>

<table>
<tr><td rowspan="2">問題</td><td>**Q1：胸部X線写真（図1）の所見と診断は？**</td></tr>
</table>

Takeshi Kawanobe [1]，Tetsuo Yamaguchi [2]（1 JR東京総合病院 呼吸器内科，2 新宿つるかめクリニック）

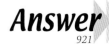

Answer

上肺野限局型肺線維症（PPFE）

解答

A1：両側肺尖部から上肺野にかけて胸膜に沿った不整な肥厚像があり（図1A▶），それに伴って両側の肺門部は上方へ極端に挙上し（図1A▶），上肺野の容積減少をきたしている．両側の下肺野には間質性肺炎を疑うような網状影などは認めていない．側面像では胸郭の前後径が短くなっており（図1B◀▶），扁平胸郭の所見である．典型的なPPFE（pleuroparenchymal fibroelastosis）の所見である．

解説　PPFEとは，主に両側上葉の胸膜・胸膜下肺実質に線維化をきたす疾患である．わが国では，本例のように下葉に病変がない（または乏しい）ものは「上葉限局型肺線維症（網谷病）」，下葉にUIP（usual interstitial pneumonia）パターンなどの間質性肺炎がみられるものは「上葉優位型肺線維症」と呼称してきた歴史があるが，いずれもPPFEに包括される概念である．PPEFは膠原病，吸入関連，造血幹細胞移植後などの原因があって発症する2次性PPFEの場合もあるが，本例は臨床的に明らかな原因のない特発性PPFEである[1〜3]．

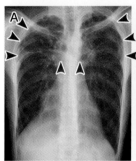
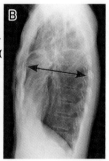

図1　来院時の胸部X線写真　A）正面像，B）側面像．

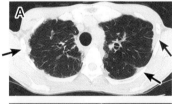
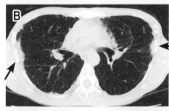
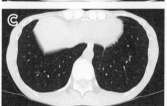

図2　胸部CT写真

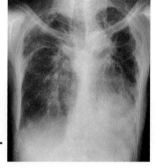

図3　初診から5年後の胸部X線写真

臨床的な特徴は，比較的若年者から中高年まで幅広くみられ，特発性肺線維症（idiopathic pulmonary fibrosis：IPF）と異なり喫煙者は少ないと言われている．また本例のように「るいそう」が強いことや，経過中に気胸をくり返しやすいことも特徴的である．

胸部X線写真では，両側肺尖部から上肺野にかけて不整な胸膜の肥厚（図1A▶）と上肺野の容積減少を伴った両側肺門部の挙上（図1A▶）がみられ，側面像では前後径の短縮した扁平胸郭（図1B◀▶）がみられるのが典型的であり，本例はすべて当てはまる．胸部CT写真では，本例でもみられるように，胸膜下肺実質の線維性虚脱を反映したconsolidationが胸膜に接して多発し，帯状に分布する陰影（図2A・B➡）と内部に向かう楔状の陰影（図2A➡）が特徴である．consolidation内部にair bronchogramを伴う場合もある[2, 3]．

進行は緩徐な症例もあるが比較的進行の早い症例もあり，本例も5年後の胸部X線写真（図3）で強い容積減少を認めている．残念ながら現時点でPPFEに対する確立された治療法はないが，進行した場合には予後不良な疾患である．在宅酸素療法や呼吸リハビリなどの支持療法による介入を適切な時期に行うためにも，注意深い経過観察が重要である．

文　献

1) Chua F, et al：Pleuroparenchymal Fibroelastosis. A Review of Clinical, Radiological, and Pathological Characteristics. Ann Am Thorac Soc, 16：1351-1359, 2019（PMID：31425665）
2) 「画像から学ぶびまん性肺疾患」（酒井文和/編），pp42-48，克誠堂出版，2018
3) 「間質性肺疾患診療マニュアル 改訂第3版」（久保惠嗣/監，藤田次郎，喜舎場朝雄/編），pp322-325，南江堂，2020

本コーナーはオンラインでもご覧いただけます：www.yodosha.co.jp/rnote/gazou_qa/index.html

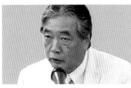
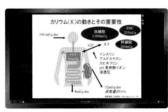
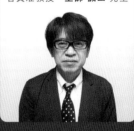
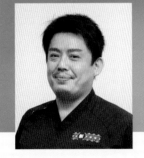

来場登録受付中！ 病院運営 EXPO 検索

第4回 病院運営 EXPO 東京

会 期: **2021年10月13日[水]〜15日[金]** 10:00〜18:00（15日[金]のみ 17:00 終了）　会 場: **幕張メッセ**

主 催: リード エグジビション ジャパン　　　共 催: 日本病院会

後 援: 厚生労働省、日本医師会、日本看護協会、日本薬剤師会 など 医療関連80団体

同時開催展: ● **医療IT EXPO**　● **クリニック EXPO**　● **次世代薬局 EXPO** EXPO など 全8展同時開催

(順不同・法人格略)

本展は製品導入・選定のための展示会です

来場対象者

病院・クリニックの
- 理事長、院長
- 事務長、施設、総務
- 医療情報、システム
- 医師、看護師、技師

および
- 商社/ディーラー

…など

相談内容

- ◆ 新規取引先の開拓
- ◆ 新製品・新技術の売込み
- ◆ 導入相談
- ◆ 見積り・納期の打合せ
- ◆ 課題相談

…など

出展社

下記 メーカー、商社 など
- 病院設備
- 医療機器・衛生用品
- 感染対策・消毒・除菌
- 経営・業務支援システム
- オンライン診療
- 院内業務自動化

…など

実際に見て触れて、製品やサービスを比較検討できます

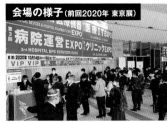

会場の様子（前回2020年 東京展）

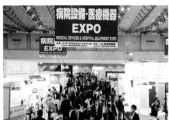

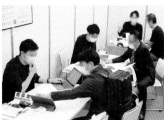

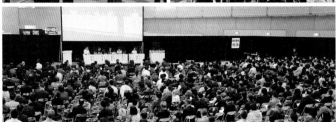

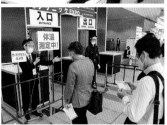

<問合せ先> 主催者 リード エグジビション ジャパン株式会社　展示会 事務局
TEL: 03-3349-8586　FAX: 03-3349-4922　E-mail: medical@reedexpo.co.jp

詳細情報はこちら

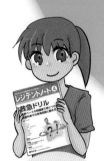
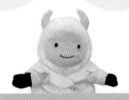

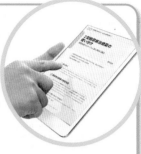
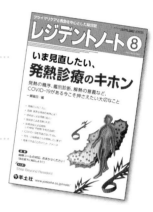
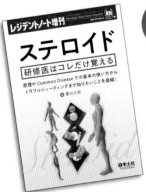

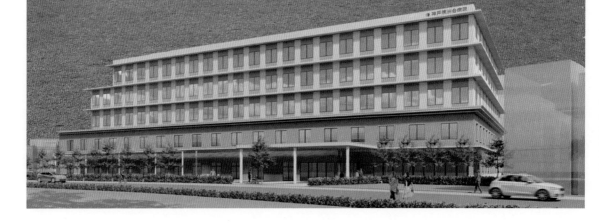

いま見直したい、
発熱診療のキホン

発熱の機序、鑑別診断、解熱の意義など、
COVID-19がある今こそ押さえたい大切なこと

特集にあたって

一瀬直日

　2019年末から続くCOVID-19の世界的流行は，世のなかの人々の社会生活の姿をすっかり変えてしまいました．それだけではなく，医療現場での診療スタイルまでも大きく変えてしまいました．初期臨床研修医の研修環境や経験する疾患も随分と変化したことは，しかたがない現状とはいえ，現場で働く指導医たちも「このままでよいのだろうか」と漠然とした不安にかられていることと思います．

　COVID-19罹患者の受け入れ医療機関では，未知のウイルスに研修医を曝露させないために，あえて発熱受診患者は指導医が主として診るようになったところもあります．一方で発熱やかぜ症状の患者さんの受診を断る医療機関もありました．これらの結果，従来，最前線で発熱診療を行ってきた研修医が発熱疾患を最初から診療する機会が減ったという声が羊土社でのアンケートから見えてきました．本特集では，発熱を呈した患者さんを診療する手順と考え方に焦点を絞り，第一線の医療機関で発熱疾患を診ている指導医の先生方の監修のもと，研修医と一緒に働く専攻医などの若手の先生方に解説していただきます．

1　外来での発熱診療の心構え

　COVID-19の流行以前から変わらない外来での基本的な発熱診療の心得は以下の4点です[1]．

- ・入院は必要か？
- ・何らかの検査は必要か？
- ・抗生物質は必要か？
- ・どの対症療法が必要か？

また発熱の原因として考えられる代表的疾患群が以下の4つです．

・感染症
・悪性腫瘍
・炎症性疾患
・薬剤熱（ワクチンの副反応も含む）

「発熱」という症状に対する鑑別診断をあげはじめれば，稀な疾患も含めて果てしなく長い鑑別リストができあがるだけとなることは容易に想像がつくでしょう．

本特集の各論では，この心得と代表的疾患群を念頭に鑑別をあげつつ，「すぐに受診して精査したほうがよい病態」「重篤な疾患の徴候」「鑑別のカギ」が解説されていきます．

2 発熱の原因診断後に行うこと

さて，各論に解説した手法で発熱の原因がわかったら次の行動に移りましょう．

① どうして発熱したかを，患者さん，その家族に説明する
② どういう危険サインに気をつけたらよいかを説明する
③ どれくらいの頻度で体温測定したらよいかを決める
④ 治療薬を決めるとともに，対症療法は何をどれくらい行ってよいかを決める
⑤ できれば今後の予防と健康増進の方法を1つ提案する

上から4つまでの説明は慣れていることと思います．⑤は，例えば肺炎になった高齢者に対しての肺炎球菌ワクチンが未接種なら接種計画を立ててあげることです．特に，肺炎で入院した患者さんの退院時にワクチンを接種することにしておけば，患者さん本人のモチベーションも高く，ワクチンの取り寄せや支払いなどの手続きもスムーズで，外来で起きるような接種予定日を忘れてしまうといったトラブルもありません．米国の病院では入院時に肺炎球菌ワクチン接種が必要かをスクリーニングし，ワクチン取り寄せまでを自動的に行えるシステムづくりを行うことで接種率を飛躍的に向上させた取り組みが報告されています[2]．発熱で受診した患者さんが，なぜ重症化したのか，どうしてすぐに来院できなかったかを詳しく病歴聴取すると，単に病院嫌いという信念や経済的問題を抱えていたという以外に，専門的アドバイスを受ける医療者に恵まれない地域環境に生活していたり，正しい医学情報を自分から得にくい障壁や障碍を抱えていたりすることが判明する場合もあります．本人をはじめとし，家族やその周囲の人々に同じ疾患や病態をくり返さない予防策まで提供できるようになることが理想の診療です．

3 発熱患者を上手に診療するために，もっておきたい広い視点

下痢・嘔吐を呈する発熱患者が受診したときに，「今，この地域ではノロウイルス感染が流行しはじめているので，その可能性が高いかと思います」とか，発熱と結膜充血の患者が受診したときに，「今，この地域では流行性角結膜炎が増えているので，その可能性が考

えられます」といった指導医の説明を聞いたことがありませんか？私もまだ経験が浅かった頃，院外の地域事情まで知っている指導医が的確に診断し，患者さんや家族に説明する姿は絶対に見習いたいと思ったものでした．

　今や，COVID-19のニュースや各都道府県ごとの新規感染者数は毎日のようにテレビ，新聞，インターネットニュースでくり返し報道され，このウイルス感染症の疫学情報だけは誰でも簡単に手に入れられています．つまり，流行地で「発熱する」「咳が出る」「味覚嗅覚障害がおきた」と語れば，素人でも「コロナ感染じゃないの？」と疑えるようになっています．しかし，2020年以前は医療者でさえ自分から地域ごとの感染症流行状況のデータを多少なりとも時間をかけて探しアクセスしなければ，今どの地域で何が流行しているか知ることができませんでした．ちなみに当院では兵庫県感染症発生動向調査週報（速報）を電子カルテから直接閲覧でき，救急外来での発熱診療には大変役立ってきました[3]．全国版の感染症発生動向調査（週報）ももちろん公開されています[4]．なお，兵庫県の週報には全国版のアドレスが記載され，ワンクリックで閲覧できます．COVID-19流行の時代が終われば，なんでもCOVID-19を疑って検査することもなくなり，再び各種感染症の地域流行状況を自分で積極的に情報収集してから，最も疑う感染症を標的に病歴聴取，診察，検査を行うようになっていくでしょう．研修医の先生方は，ぜひ，**今のうちに地域流行を把握する手段を知っておいてください**．それが発熱診療に役立つ広い視点を養うことは間違いありません．それでは各論を読み進めてください．

■ **文　献**

1）Dostal JA：Chapter 12 Fever.「Textbook of Family Medicine: Companion Handbook」（Saultz JW, ed），pp197-203, McGraw-Hill, 2000
　↑家庭医療学のバイブルともいうべき教科書の1つです．家庭医療学の視点での診療をどのように行うかを疾患病態ごとに具体的に詳述してあります．

2）Smith JG & Metzger NL：Evaluation of pneumococcal vaccination rates after vaccine protocol changes and nurse education in a tertiary care teaching hospital. J Manag Care Pharm, 17：701-708, 2011（PMID：22050395）

3）兵庫県感染症情報センター：兵庫県感染症発生動向調査週報（速報）
http://www.hyogo-iphes.jp/kansen/infectdis/Wreport.html

4）国立感染症研究所：感染症発生動向調査 週報（IDWR）
https://www.niid.go.jp/niid/ja/idwr.html

Profile

｜一瀬直日（Naohi Isse）
赤穂市民病院 総合診療科
専門：家庭医療学
通常の診療業務と掛けもちで勉強し，オンラインコースを主として2019年にJohns Hopkins大学の公衆衛生学修士を取得しました．地域や社会の視点での貢献や臨床研究にますます興味をもって活動しています．世界では随分前からオンライン教育が発達しており，コロナ禍でもすぐに適応したようですが，一般には多くの人がはじめてのオンライン教育に慣れることに苦労したことと思います．オンラインだけでなく，再び実際に会っての教育機会をもてる日を待ち遠しく思っています．

発熱のメカニズム

水谷　肇，三澤美和

① 発熱とは37.5℃以上を指すことが多いが，日内変動があることに留意する

② 一般的に，午前より午後の方が体温は高い

③ 一般的に，高齢者は若年者に比べて体温が低い

④ 視床下部のセットポイントを上下させずに体温が上昇する「高体温」を発熱と区別する

症例

　朝イチの外来を受診した患者さん．問診表を見ると82歳男性で主訴は倦怠感．あなたは看護師さんが測ってくれたバイタルサインに目を通した．体温37.2℃．看護師さんに，「この方は発熱外来で診なくていいんですか？」と聞くと，「先生，37.2℃って発熱じゃないですよね？」と言われた．

1　発熱の定義

　新型コロナウイルス感染の疑いがある場合の受診の目安について，厚生労働省は当初，「37.5℃以上の発熱が4日以上続くとき」としましたが[1]，2020年5月より「37.5℃以上」の記載がなくなった[2]ことが話題になりました．臨床的にも日常的にも37.5℃以上を有意な発熱と捉えることが多いようです．われわれが普段当たり前のように用いるこの「37.5℃」は妥当な数字なのでしょうか．

　厚生労働省の掲げる「感染症法に基づく医師の届け出の基準」には，『「発熱」とは体温が37.5℃以上を呈した状態をいい，「高熱」とは体温が38.0℃以上を呈した状態をいう』，との記載があります[3]．法令的にはこの基準が発熱の根拠となりますが，ここで実際に人間

の体温を測った研究をひもといてみましょう．1992年に発表された，18〜40歳の148人の健常人を対象とした口腔温度測定値の範囲についての詳細な研究があります[4]．この研究によれば，口腔温は午前6時に最も低くなり，午後4時から6時に最も高くなったとされています．午前6時で口腔温の最高値は37.2℃，午後4時では37.7℃であり，この研究結果を用いると発熱の定義は「**午前の体温で37.2℃より大きく，午後の体温で37.7℃より大きい**」ということができます．この定義に従うと，平均的に37.5℃を発熱の目安とすることは妥当のように思われますが，**朝には体温が低めで，夕方にかけて体温が高くなる**という事実は記憶しておくべきだと思います．

　では，年齢によって体温は変化するのでしょうか．1957年のデータによると，東京都内の10〜50歳代の健康とみなされる男女3,000人の腋窩検温による平均体温は36.89±0.34℃であり[5]，1975年のデータでは65歳以上の2,470人の腋窩検温による平均体温は36.66±0.42℃でした[6]．したがって高齢者の腋窩温の平均値は成人腋窩温に対してやや低く，さらに高齢者の標準偏差は成人よりも大きく個人間の体温のばらつきが大きいことがわかります．まさに"Older is Cooler"であり，重症感染症であっても顕著な発熱がみられないことがあることに留意しましょう．

 ここがポイント
　体温は測定の時間帯や年齢によっても変わりうる！

2 体温測定部位と体温計

　ここまでで口腔温，腋窩温が出てきましたが，体温はどこで測定するのが適当なのでしょうか．検温の方法には大きく分けて「**末梢法**」（鼓膜，側頭動脈，腋窩，口腔内温度測定）と「**中心法**」（肺動脈カテーテル，膀胱，食道，および直腸温度測定）があります．もちろん中心法が理想ですが，日常的な計測方法としては現実的ではありません．日本では**腋窩温測定**が主流ですが，基礎体温を測定する場合は口腔温を用いるため，口腔温についても正しい測定法を熟知しておくべきでしょう．測定体温は，高い順に直腸温＞鼓膜温＞口腔温＞腋窩温となります．

　また電子体温計には「**実測式**」と「**予測式**」があります．前者は温度が平衡状態になるまで待つ必要があり，例えば腋窩では10分，口腔では5分程度の時間を要します．後者ではある程度の時間での温度変化を元に腋窩，口腔でそれぞれ専用の計算式を用いて短時間で平衡温を算出します．したがって**予測式体温計は腋窩用と口腔用が明確に区別されており**，例えば**腋窩用の予測式体温計では口腔温は測定できません**．鼓膜温を計測する耳式体温計は腋窩・口腔温を測るサーミスタ※を用いた体温計（※温度変化により電気抵抗値が変化する抵抗器）とは全く機序が異なり，鼓膜から出ている赤外線をセンサーで捉え体温を検知する実測式です．数秒で測定可能ですが，鼓膜の方向を正しく捉えられているかわかりにくいといった物理的な測定誤差が生じやすいです．コロナ禍で接触を要しないとい

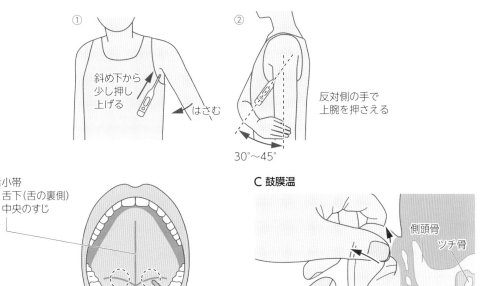

図1 腋窩温・口腔温・鼓膜温の測定方法

う点で脚光を浴びた額の非接触体温計も同様の原理です.

　図1に腋窩温・口腔温・鼓膜温の正しい測定方法を図示しました.腋窩温測定時の注意点として,必ず脇の汗を拭きとることがあります.そのうえで,**図1Aのように斜め下から体温計を入れる**ことが重要です.実際にこの正しい方法で腋窩温が測定できているのは3割程度で,残りは真横や斜め上から体温計を入れる望ましくない検温法を行っていたとの報告[7]もあります.いずれにしても,正しい方法で測定されない場合,測定温は低くなります.口腔温の測定は,口腔体温計の感温部を舌の裏側の付け根あたり(舌下ヒダと舌下小丘の間)に当て,舌で密着させたうえで口を閉じてから測定します(図1B).体温計は歯で保持せず,唇で保持するようにし,測定前に熱いものや冷たいものを食べた場合は30分待ってから計測します.

　鼓膜温の測定のときは,センサーが直接鼓膜を捉えられるように,耳介を上斜めに引っ張って外耳道をまっすぐにすることが重要です.プローブをぐいぐいと左右に振りながらできるだけ耳の奥に挿入します(図1C).

ここがピットフォール

本当に発熱はない? 体温は正しく測ってこそ意味がある!

　最後に,特殊な例を2例ご紹介します.脳梗塞などで片麻痺がある患者さんでは,**麻痺側では代謝が低くなっているため一般に体温が低くなる**ことに留意します.片麻痺の患者

さんに体温計を手渡すと，健側の方がものを扱いやすいため麻痺側に体温計を挟むことになる可能性が高いです．麻痺側で血圧測定しないことはよく知られていますが，これも麻痺側で血流量が少なくなっているため正確に血圧を測れないから，という理由でした．次に側臥位しか取れない患者さんは，側臥位のまま検温を行います．下になっている側は血流量が少ないため体温がやや低めになり，逆に上側は血管が拡張し体温は高めになります（圧反射）．検温では最も高い体温を測る必要があるため，**体の上側で測定**します．

👉 **ここがピットフォール**
....
片麻痺や側臥位の患者さんでは熱を測る部位に注意！

Topic：さようなら水銀体温計
　2017年8月16日に水銀に関する水俣条約が発効され，2020年12月31日をもって水銀を使用した体温計や血圧計の製造・販売が終了となりました[8]．なお，水銀使用製品の使用に関しての規制はないので引き続き使用することは可能です．

---

3 発熱の仕組み

　ここまで「発熱」と表記してきましたが，「（広義の）発熱」には厳密には「**（狭義の）発熱**」と「**高体温**」という2つの概念があることを理解しておきましょう．まずは（狭義の）発熱についてその仕組みを説明します．

　人間の体温の調節は**視床下部**によって行われています．視床下部では皮膚にある温度受容器と，視床下部周囲の血管温受容器からの2種類のシグナルを受け，その情報を統合して正常体温を保っています．視床下部の体温調節中枢は，**筋肉や肝臓で余剰な熱をつくる熱産生**と，**皮膚や肺からの熱喪失**のバランスを取ることで，周囲の環境変化にかかわらず体温を一定に維持しているのです．

　発熱は，視床下部で「正常」と設定する基準値（**セットポイント**）が上昇することで起こります．セットポイントの上昇には**発熱物質**が関与しています．発熱物質は，外因性発熱物質（＝ウイルスや細菌自体，グラム陰性菌によるエンドトキシンやグラム陽性菌のスーパー抗原など）と内因性発熱物質（＝発熱サイトカイン．IL-1，IL-6，TNF，INF-γ）に分けられ，これらが血流によって脳に運ばれ，視床下部の血管内皮細胞に作用することで視床下部と第3脳室における**プロスタグランジンE_2（PGE_2）**濃度を上昇させます．このPGE_2によって遊離したcAMPが神経伝達物質として体温調整中枢である視床下部にシグナルを伝え，セットポイントが上昇します（図2）．セットポイントが上昇すると，血管運動中枢のニューロンが活性化し，血管が収縮します．末梢から内部臓器に血流を移行させ，皮膚からの熱喪失を防ごうとするわけです．このときに寒気を自覚し，熱産生のため筋肉が震えます．これを**シバリング**（shivering）といいます（敗血症のときに「悪寒戦慄」がみられることがありますが，これはシバリングの一種です）．また上記の通り肝臓でも熱産

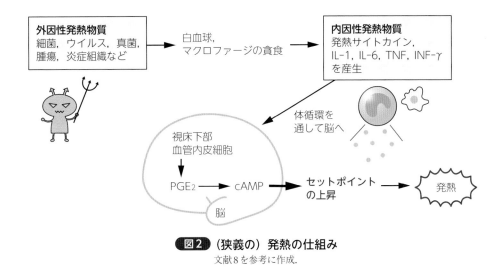

図2 (狭義の) 発熱の仕組み
文献8を参考に作成.

生を行っており，これを**非シバリング熱**といいます．寒気を感じることで人間は布団に入るなどの調節行動によって熱喪失を防ぎ，さらに体温を上昇させます．これらの機序による体温上昇は，視床下部ニューロン周囲の血液温がセットポイントに達するまで続きます．セットポイントに達すると，視床下部は非発熱時と同じ機序でセットポイントまで上がった体温を維持しようとします．

　セットポイントが発熱物質の減少や解熱薬に反応して再び下方修正されると，血管拡張や発汗により熱喪失がはじまります．これらは体温が新しいセットポイントに達するまで続きます．人間は暑さを感じて，布団をはぐなどの行動により熱喪失を進めます．

4 高体温

　一方高体温は，体温は上昇しているが（狭義の）発熱を伴わないものを指します．つまり，**発熱物質を介することはなく，視床下部のセットポイントは変化しません**．高体温は熱喪失の能力の限界を超えて体温が調節できないほど上昇することを特徴とし，その原因としては，① 外界の高熱への曝露と② 内因性の熱産生の2つがあります．過剰な熱産生が行われると，生理的機能や行動によって体温調整を行うことができないため容易に高体温が生じることになります．高体温の原因を表に示します．

　高体温は即座に致命的となる可能性があること，アセトアミノフェンやロキソプロフェンなどの**解熱薬に反応しない**ことから高体温と発熱を鑑別することは重要です．

表 高体温の原因

① 熱射病
（1）労作性：湿度や温度の高い環境で運動した場合 （2）非労作性：高齢者や長期臥床者，エアコンのない住宅に住む人，抗コリン薬，抗Parkinson薬， 　　利尿薬，フェノチアジン系抗精神病薬を内服している人に起こりやすい
② 薬剤性
MAO阻害薬，三環系抗うつ薬，違法薬物（アンフェタミン類，コカイン，MDMA，LSDなど）
③ 悪性症候群
主に向精神薬の開始や中断・再開などによって高熱，意識障害，筋硬直，横紋筋融解などをきたす
④ セロトニン症候群
セロトニン作動薬の追加投与，用量変更に伴い悪性症候群の特徴と類似した症状を呈するが，下痢，振戦，ミオクローヌスを呈する点が異なる
⑤ 悪性高熱
骨格筋の筋小胞体に先天異常のある患者が，ハロタンなどの揮発性吸入麻酔薬やスキサメトニウムなどの筋弛緩薬を用いた全身麻酔を受けた際に起こる
⑥ 内分泌疾患
甲状腺中毒症，褐色細胞腫
⑦ 中枢神経障害
脳出血，てんかん重積，視床下部損傷
⑧ 心因性

文献9を参考に作成.

Topic：ストレスで発熱することがあるの？

　某国民的漫画でも，息子の0点のテストを発見してママが寝こんでしまう，というシーンは毎度おなじみですよね．実際にもこのようなことは起こり得ることであり，情動ストレスや心理的負担が原因で発熱している場合を心因性高体温症と言います．これは機能性高体温症の1つで，情動ストレスに反応して一過性の顕著な高体温（〜41℃）を生じる場合と，慢性ストレス状況で37〜38℃の微熱程度の高体温が持続する場合があり，前者は若年者に，後者は成人に多いとされています[10, 11]．学校や職場にいくと体温が上がる，帰宅すると平熱にもどる，などの場合や親子関係や職場の人間関係などに大きな心理的負担がかかっている場合で，炎症性サイトカインを介する発熱が特定できないとき，心因性高体温症を鑑別にあげることが大事です．患者さん本人がストレスを自覚していないことも多く，疑った場合はしっかりと向き合って話を聞く必要があります．

■ おわりに

　　コロナ禍における外来では37.5℃を超えない"微熱"を訴える患者さんが数多く受診します．最初に提示した症例では，37.5℃には至らないものの，高齢者であり有意な発熱である可能性があります．いずれにせよ，病歴聴取，身体診察，各種検査を含めた適切な診療が必要です．もしアセトアミノフェンでも解熱しないようであれば，コロナ禍によるス

トレスを原因とした心因性高体温症なのかもしれません．原因が見つからないときに，「気のせいです」と突き返すのではなく，患者さんのストレス因子を聞き，寄り添うような診療を心掛けたいものです．

文　献

1）厚生労働省：新型コロナウイルスを防ぐには．（令和2年2月17日改訂版）
https://www.mhlw.go.jp/content/10900000/000596861.pdf

2）厚生労働省：国民の皆さまへ（新型コロナウイルス感染症）．相談・受診の目安．
https://www.mhlw.go.jp/stf/seisakunitsuite/bunya/0000121431_00094.html

3）厚生労働省：感染症発生動向調査事業実施要綱（実施要項一部改正 令和3年2月13日）．別紙　医師及び指定届出機関の管理者が都道府県知事に届け出る基準．
https://www.mhlw.go.jp/content/10900000/000739528.pdf

4）Mackowiak PA, et al：A critical appraisal of 98.6 degrees F, the upper limit of the normal body temperature, and other legacies of Carl Reinhold August Wunderlich. JAMA, 268：1578-1580, 1992（PMID：1302471）

5）田坂定孝：健常日本人腋窩温の統計値について．日新医学, 44：635-638, 1957

6）入来正躬，他：老人腋窩温の統計値．日本老年医学会雑誌, 12：172-177, 1975

7）テルモ体温研究所：発見！体温を正しく測れている人は少ない？
https://www.terumo-taion.jp/terumo/report/03_1.html

8）日本医師会：医療機関のみなさまへ．
https://www.med.or.jp/dl-med/doctor/haiki/r20160401.pdf

9）「ハリソン内科学 第5版」（福井次矢，他/日本語版監），メディカル・サイエンス・インターナショナル, 2017

10）Oka T：Psychogenic fever：how psychological stress affects body temperature in the clinical population. Temperature（Austin）, 2：368-378, 2015（PMID：27227051）

11）岡 孝和：心因性発熱のメカニズム．子どもの心とからだ 日本小児心身医学会雑誌, 22：295-305, 2014

Profile

水谷　肇（Hajime Mizutani）
大阪医科薬科大学病院 総合診療科 後期レジデント 2年目
大学病院で1年間みっちり研修したあと，高知県で地域医"猟"研修中です！ 当院総合診療科ではミスタードクターGこと鈴木富雄先生のもとで，大学病院ならではのレアな疾患の診断・治療から，大学病院・市中病院・地域の病院とさまざまな場所での外来，救急当直など，ありとあらゆるセッティングを体験できることが魅力です．いっしょに総合診療の深淵に触れましょう！

三澤美和（Miwa Misawa）
大阪医科薬科大学病院 総合診療科
医学部5年生のときに家庭医療に出会って以来，家庭医療・総合診療を学び教えてきました．今は大学病院というセッティングで医学生や研修医，専攻医とともに学びながら少しでも家庭医療の世界を多くの人に知ってもらえるように頑張っています．

危険・異常な徴候の発熱とは？

岡部友香，橋本忠幸

① 急性の発熱ではまず感染症を疑い，敗血症を見逃さない

② 意識，血圧，呼吸を確認し，qSOFA ≧ 2 で敗血症を疑う

③ 発熱の初期には局所臓器所見が出現しにくい感染症があることを念頭において診察し，今すぐ治療介入が必要かどうか判断する

④ 非感染性疾患で代表的な sepsis mimicker を知っておく

はじめに

　一般外来および救急外来で発熱を主訴に受診した患者さんに出会うこと，また入院中の患者さんが夜間や休日に急に発熱して対応を求められることは珍しくありません．発熱をきたす疾患のなかには解熱薬で様子をみても大丈夫なものから，抗菌薬などの治療薬が必要なもの，外科的な処置が必要なものまでさまざまな疾患があるでしょう．発熱はありふれた症状であり，体に異常が起こっているという重要なバイタルサインの1つです．本稿では，発熱のなかでもすぐに対応が必要な危険・異常な徴候の発熱を見極めるポイントについて解説したいと思います．

症例

　ADLがつたい歩きの認知症のある85歳女性．1週間前から食思不振があり，来院日当日も夕食を食べなかった．午後9時頃急にがたがた震えはじめ，38℃の発熱を認めたため，家族に連れられて救急外来を受診した．本人からは症状を聞き出すことができず，家族はいつもよりも受け答えが鈍い感じがすると言っている．

　来院時バイタルサインは体温39.3℃，脈拍110回/分，血圧90/55 mmHg，呼吸数30回/分，SpO2 93％（室内気）で，意識でGCSがE3V4M6であった.
　呼吸音は清明で，明らかな腹部圧痛なく，両下肢に圧痕性浮腫は認める. 全身の皮膚に皮疹はなく，発赤や腫脹，熱感もみられなかった. 尿は混濁しており，右CVA叩打痛があった.

1 まず敗血症を見極める

　外来や入院などシチュエーションにもよりますが，一般に急性の発熱ではまず感染症を考えます. なかでも緊急性の高い感染症ではないか注意しながら診察しなければなりません. そのためには，どういった疾患がどれくらいのスピードで進行するものか，自然経過を知っておく必要があります（表1）. まずは遭遇する頻度が高く，分単位で進行する疾患である敗血症を見極めることが重要です.

　敗血症とは，「感染に対する制御不明な宿主生体反応に起因した，生命を脅かすような臓器障害」と定義される病態です[2]. つまり，何らかの感染症を契機に多臓器不全になった状態です. 敗血症の死亡率は今日の医療先進国においても25〜30％にもおよび，急いで治療をしなければなりません[3]. 敗血症の予後を改善するには，いかに早期に診断して迅速な治療介入ができるかにかかっています. 敗血症の初期対応は，救急外来や一般病棟で行われることが多いので，研修医の皆さんも診断から初期対応までマスターする必要があります.

表1 発熱患者の内科的emergency

緊急性	疾患
分単位で進行	敗血症
	細菌性髄膜炎
	発熱性好中球減少症
10分〜時間単位で進行	急性閉塞性化膿性胆管炎
	壊死性筋膜炎
	結石性腎盂腎炎
	CAPD腹膜炎
	化膿性関節炎
	膿瘍形成

文献1より引用，一部抜粋.
CAPD：continuous ambulatory peritoneal dialysis（持続携行式腹膜透析）

2 敗血症の診断

1) qSOFAとは

敗血症の診断基準とは,「感染症が疑われ,SOFAスコアがベースラインから2点以上増加したもの」となっています[2].SOFAスコアとは,意識・呼吸・循環機能・肝機能・腎機能・凝固能をそれぞれの指標でスコア化したもので,集中治療室での全身管理を行うときに重要な指標の1つです(表2).

しかし,採血や血液ガスなどのデータが必要であり,初療の印象で「敗血症かも?」と疑うのに時間がかかりすぎます.そこでquick SOFA(q SOFA)という診断スコアが提唱されました(表3).

これなら,急性発症の発熱で感染症が疑わしい患者さんをさっと診察した時点で敗血症を疑うことができます.qSOFAにはバイタルサインのなかでも診療録のバイタル表に載らないことも多い意識と呼吸数が含まれています.これらは敗血症の早期徴候として異常をきたすので,重要な身体所見です.必ずベッドサイドに行って患者さんを診察するようにしましょう.

表2 SOFAスコア

	0点	1点	2点	3点	4点
呼吸 PaO$_2$/FIO$_2$ (mmHg)	≧400	<400	<300	<200 ＋呼吸補助	<100 ＋呼吸補助
凝固能 血小板数(×10^3/μL)	≧150	<150	<100	<50	<20
肝臓 ビリルビン (mg/dL)	<1.2	1.2〜1.9	2.0〜5.9	9.0〜11.9	>12
循環	MAP≧70 (mmHg)	MAP<70 (mmHg)	DOA<5 or DOB (γ＝μg/kg/分)	DOA5.1〜15 or Ad≦0.1 or NOA≦0.1 (γ＝μg/kg/分)	DOA>15 or Ad>0.1 or NOA>0.1 (γ＝μg/kg/分)
中枢神経 GCS	15	13〜14	10〜12	6〜9	<6
腎臓 Cre (mg/dL)	<1.2	1.2〜1.9	2.0〜3.4	3.5〜4.9	>5.0
尿量(mL/日)				<500	<200

文献2より引用.DOA:ドパミン,DOB:ドブタミン,Ad:アドレナリン,NOA:ノルアドレナリン.

表3 qSOFA

① 呼吸数22回以上
② 意識状態の変化(GCS15点未満の意識低下)
③ 収縮期血圧100 mmHg以下

2点以上で敗血症を疑う[2].
qSOFA2点以上の場合,1点以下より死亡率が3倍から14倍に上昇する[4].

ここがポイント：バイタルサインの見かた

　　呼吸数は30～60秒間観察することが必要．患者さんの呼吸を真似してみることで異常を拾い上げやすい．高齢者では，家族から見て「いつもとは何か様子が違う」と感じられるのであれば，意識障害があるものとして対応する．

　では，症例の患者さんではどうでしょうか．認知症はありますが，家族より「いつもより受け答えが緩慢」との証言があり，意識障害があると判断します．収縮期血圧が90mmHg，呼吸数は30回/分のためqSOFAは3点で敗血症が疑われるので，すぐに治療が必要とギアを入れて診療を進めていくことになります．

　ここで注意が必要なのは，**qSOFAで2点未満でも感染症や敗血症の除外はできない点**です．qSOFAは「院内死亡率」との関連が報告されたことが根拠となっており，感染や敗血症の有無との関連は報告されていないので，qSOFAが2点未満だからといって敗血症を否定できるわけではないことに注意してください[4]．診断がつかないという場合でも，だんだん増悪する経過であれば，臓器障害の進行がないか慎重に経過観察が必要です．

2）感染症におけるバイタルサインの異常

　この項ではバイタルサインの異常についてもう少し深めたいと思います．

　qSOFAに意識障害が含まれることからわかる通り，敗血症性脳症といって，中枢神経系感染症以外の感染症でも意識は悪くなります．髄膜炎を疑うかどうかの判断は難しいですが，疑わしいなら髄膜炎として対応を優先する必要があります．

　体温上昇に比べて心拍数の増加の比率が高かったときに細菌感染症を疑うという指標（Δ心拍数/Δ体温＞20）がありますが，陽性尤度比が低く，訪問診療など検査が簡単にできないシチュエーションに限って使われるような指標と思ってください．反対に，発熱のわりに脈拍が上昇しない比較的徐脈を認めうる場合があります（表4，5）．比較的徐脈をきたす要因として，① 発熱しても脈を上げない疾患，② 発熱しても脈が上がらない患者さんの状態，がありえます．より日常的に出くわすのは②であることが多いので注意が必要です．また，非感染症の分類のなかに甲状腺機能低下症や副腎不全が含まれていますが，

表4 比較的徐脈の基準

体温（℃）	脈拍数（回/分）
41.1	＜140
40.6	＜130
40	＜120
39.4	＜110
38.9	＜100

文献5より作成．

表5 比較的徐脈の原因

感染症	マラリア，デング熱，クラミジア（オウム病），腸チフス，バベシア症，サルモネラ，レジオネラ，レプトスピラ，ウイルス性出血熱，ロッキー山紅斑熱，Q熱，黄熱など
非感染症	薬剤熱，悪性リンパ腫，中枢性発熱，詐熱，甲状腺機能低下症，副腎不全，低体温症，高齢者，徐脈性不整脈，迷走神経反射，頭蓋内圧亢進症（クッシング現象）など

文献7，p.858表2（文献6より作成された表）を引用.

これらは感染を契機に発症もしくは顕在化することがあるため，感染症を疑う患者さんで比較的徐脈を認めた場合には，これらの疾患が背景にないかも確認しましょう．

 ここがピットフォール：頻脈を認めない患者さんに注意！

高齢者や糖尿病などの自律神経障害のある患者さん，β遮断薬を内服している患者さんなどでは，頻脈を認めない場合がある．体温上昇時だけでなく，血圧低下時には代償性に脈拍が上昇するが，このような背景のある患者さんでは脈拍の上昇を認めない場合がある．

3）熱型からの鑑別は可能か？

熱型から危険な発熱を察知することができるのでしょうか．結論から言うと，熱型での鑑別は困難です．38℃以上の発熱が持続しているから危険，37℃の微熱だから軽症というわけではありません．熱型にかかわらず，発熱に伴って全身状態が悪化していないか，異常所見が顕在化してきていないかを総合して鑑別を考えるしかありません．

敗血症かどうか見極めるという観点からは，急性に発熱もしくは低体温をきたして急激に全身状態が悪化しているかどうかがポイントです．特に低体温は敗血症患者の予後不良因子であり，免疫不全，透析，低栄養状態，高齢者などでみられることが多いので，知っておきましょう[8]．

持続する発熱は従来4つの熱型（稽留熱，間欠熱，弛張熱，回帰熱）に分類され，それぞれ関連する特徴的な疾患が報告されていましたが，医療アクセスの向上から解熱薬や抗菌薬を早期に使用することにより，今日では熱型からの鑑別は現実的ではなく，今日における熱型の最大の意義は抗菌薬への反応であるといわれます[9]．適切な抗菌薬投与にもかかわらず発熱が持続している場合，抗菌薬が届きにくい膿瘍や抗菌薬による薬剤熱，あるいは血管炎や腫瘍など非感染性疾患などが疑われます．

③ 敗血症と菌血症

敗血症の診断ができたところで，まずは循環動態を安定させるために輸液や昇圧薬による初期蘇生を迅速に行います．そして次に感染源コントロールが重要になります．市中感染では，尿路感染症，胆道感染症，腹腔内感染症，肺炎が菌血症をきたすことが多いので，まずはこれらの臓器に異常がないか，診察や検査を行うとよいでしょう．また，高齢者で

表6 初期に局所臓器所見がはっきりしにくい細菌感染症

・急性腎盂腎炎
・急性前立腺炎
・肝膿瘍
・化膿性胆管炎
・感染性心内膜炎
・カテーテル関連血流感染症（CRBSI）
・蜂窩織炎
・カンピロバクター腸炎の初期
・歯髄炎
・肛門周囲膿瘍
・その他：髄膜炎菌敗血症，サルモネラ，レプトスピラ，レジオ
　　　　　ネラ，ブルセラ

CRBSI：catheter related blood stream infection
文献11より引用.

は蜂窩織炎などの皮膚軟部組織感染症があっても訴えないことが多いので，衣服や靴下を
とって観察しましょう．

　ここでちょっとややこしいのですが，菌血症と敗血症は同義ではないので注意が必要で
す．菌血症とは，血液中に細菌が存在する状態のことを指します．一方で敗血症というの
は感染が原因で多臓器不全をきたした状態のことです．敗血症であっても血液培養が陽性
にならないことは多々ありますが，敗血症では原因となっている細菌の情報を集めること
が重要なため，陽性にならない可能性があるとしても血液培養は必須です．

　菌血症を診断する重要性は，早期に治療介入し膿瘍形成を防いだり，敗血症へ移行する
のを防ぐことにあります．特に黄色ブドウ球菌菌血症では膿瘍を形成しやすいため，早急
な対応が必要です．

 ここがポイント：悪寒戦慄の病歴を見逃さない！

　悪寒戦慄とは，「止めようと思っても止められないほどの震え」のことである．悪寒戦
慄における菌血症の感度は45％と高くないが，特異度90％，陽性尤度比4.65と高く，す
ぐに原因精査と治療介入をはじめる必要がある[10]．

●局所臓器所見が乏しく感染源が見つかりにくいとき

　急性発症の発熱をみた場合，まずバイタルサインを確認して，qSOFA 2点以上でないか，
悪寒戦慄の病歴がないか確認し，頻度の高い感染症を探すというのが基本の流れになりま
す．ところが，初診の時点では高熱のみの症状で局所臓器所見に乏しく，感染源がわから
ないことも多々あります．表6のような感染症を見ている可能性があると念頭において，
年齢や全身状態から治療介入を待てるか待てないかを判断し，待てない場合には治療介入
を開始することが多いです．発熱があっても比較的元気で，経過をみて症状が揃ってくる
のを待った方が診断が確実につくだろうと考えられる場合には，治療を待つことも時に必
要です．

冒頭の症例は，qSOFAで敗血症が疑われ，尿混濁と右CVA叩打痛陽性から尿路感染症が疑わしいと考えられました．高齢者の場合，症状を伝えられないことがよくあり，身体所見や検査所見から判断するしかないこともしばしばあります．頻度の高い感染臓器からまず攻めて，不明の場合には表6の感染症を考えるとよいでしょう．

4 感染症以外で危険な徴候の発熱をきたすもの

非感染性疾患にも致死的な疾患で，sepsis mimickerとなるものがあります．熱中症，悪性症候群，甲状腺クリーゼがその代表としてあげられます．

1) 熱中症

熱中症は，環境温の上昇および高湿度により熱放散が妨げられ，さらに体温調節中枢である視床下部がダメージを受けて発汗が止まり，高体温が持続する疾患です．体温調節は熱産生と熱放散のバランスによって行われており，脳の温度を一定に維持することが大きな目的であると考えられています．熱中症による高体温が続くと痙攣や重篤な神経症状や多臓器不全がみられ，致死的な転帰をたどることがあります．

2) 悪性症候群

悪性症候群は，抗精神病薬やParkinson病治療薬を服用している患者さんでは必ず鑑別にあげる必要がある緊急疾患で，死亡率は5〜20％におよびます[12]．投与開始後1週間以内および薬剤増量後に生じるため，薬剤歴の聴取が重要です．発熱，意識障害，体のこわばり，頻脈・発汗などの自律神経失調が典型的で，重度の硬直状態になるほどCKの著明な上昇を認めます．CKの上昇幅が大きいときやミオグロビン尿と腎不全を有する患者さんで予後不良と報告されています．鑑別にセロトニン症候群があげられますが，こちらは抗うつ薬などの薬剤開始後24時間以内に発症し，振戦やミオクローヌス，腱反射亢進を特徴とし，一般に予後良好で，薬剤の中止や支持療法で24時間以内に改善することが多いです．

3) 甲状腺クリーゼ

甲状腺クリーゼは，未治療ないしコントロール不良のBasedow病患者さんに，感染症など何らかの強いストレスが加わって，甲状腺ホルモン作用が過剰となり，生体の代償機構の破綻により多臓器不全に陥る病態です．死亡率は10〜30％と高く，ICUでの全身管理が必要となります[13]．診断基準としては，FT3とFT4の少なくとも一方が高値であり，① 中枢神経症状，② 38℃以上の発熱，③ 130回/分以上の頻脈，④ 心不全，⑤ 消化器症状のうち，①＋②〜⑤の1つ以上，②〜⑤の3つ以上があれば，確実例と診断します[14]．診断基準を完全に満たさないなど判断に迷う場合もあると思いますが，甲状腺クリーゼは治療が遅れると致死的となるため，診断にこだわりすぎないことが重要です．

ここがピットフォール：甲状腺ホルモンの数値が“どの程度”高いかで，
　　　　　　　　　　　甲状腺クリーゼを判断することはできない

甲状腺クリーゼは，臨床症状に基づいて定義される病態であり，甲状腺ホルモンの上昇の程度で甲状腺中毒症と甲状腺クリーゼを区別することはできない．判断に迷う場合は，甲状腺クリーゼとして対応する．

以上，代表的なsepsis mimickerについてまとめてみました．熱中症以外の疾患頻度は高くないものの，知識として知っておくべき疾患です．頭の片隅に入れておいてください．

おわりに

敗血症を中心に，見逃してはいけない危険な発熱についてまとめました．敗血症を見抜けるかは，いかに早期にバイタルサインの異常に気づくことができるかどうかにかかっています．qSOFA以外にもバイタルサイン異常の指標はさまざまなものが提唱されていますが，どれも絶対的なものではなく，診察した医師の判断に委ねられています．敗血症は突然やってきます．そのときに迷わず対応できるように初期対応についても学んでおきましょう．

文 献

1）孫　楽：1. 発熱.「内科レジデントの鉄則 第3版」（聖路加国際病院内科チーフレジデント/編），p4, 医学書院, 2018

2）Singer M, et al：The Third International Consensus Definitions for Sepsis and Septic Shock（Sepsis-3）. JAMA, 315：801-810, 2016（PMID：26903338）

3）Vincent JL, et al：Assessment of the worldwide burden of critical illness: the intensive care over nations（ICON）audit. Lancet Respir Med, 2：380-386, 2014（PMID：24740011）

4）Seymour CW, et al：Assessment of Clinical Criteria for Sepsis: For the Third International Consensus Definitions for Sepsis and Septic Shock（Sepsis-3）. JAMA, 315：762-774, 2016（PMID：26903335）

5）Cunha BA：Legionnaires' disease: clinical differentiation from typical and other atypical pneumonias. Infect Dis Clin North Am, 24：73-105, 2010（PMID：20171547）

6）Cunha BA：The diagnostic significance of relative bradycardia in infectious disease. Clin Microbiol Infect, 6：633-634, 2000（PMID：11284920）

7）「卒後15年目総合内科医の診断術 ver.2」（石井義洋/著），中外医学社，2019

8）Kushimoto S, et al：The impact of body temperature abnormalities on the disease severity and outcome in patients with severe sepsis: an analysis from a multicenter, prospective survey of severe sepsis. Crit Care, 17：R271, 2013（PMID：24220071）

9）Chapter18 体温.「マクギーのフィジカル診断学 原著第4版」（徳田安春，他/監訳），pp111-118, 診断と治療社, 2019

10）Tokuda Y, et al：The degree of chills for risk of bacteremia in acute febrile illness. Am J Med, 118：1417, 2005（PMID：16378800）

11）「誰も教えてくれなかった「風邪」の診かた 感染症診療12の戦略 第2版」（岸田直樹/著），p80, 医学書院, 2019

12）Shalev A, et al：Mortality from neuroleptic malignant syndrome. J Clin Psychiatry, 50：18-25, 1989（PMID：2562951）

13）Akamizu T：Thyroid Storm: A Japanese Perspective. Thyroid, 28：32-40, 2018（PMID：28899229）

14）「甲状腺クリーゼ診療ガイドライン2017」（日本甲状腺学会，日本内分泌学会／編），p26，南江堂，2017

■ 参考文献・もっと学びたい人のために

1）「誰も教えてくれなかった「風邪」の診かた 感染症診療12の戦略 第2版」（岸田直樹／著），医学書院，2019
　↑急性熱性疾患を学ぶにはまずこの一冊を読むとよいと思います.

2）「Fever 発熱について我々が語るべき幾つかの事柄」（大曲貴夫，他／著），金原出版，2015
　↑発熱疾患の鑑別が体系的にまとめられており，非感染症の発熱についても学ぶことができる本です.

3）Cecconi M, et al：Sepsis and septic shock. Lancet, 392：75-87, 2018（PMID：29937192）
　↑Lancetに掲載された総説です. 世界的な文献にも目を通しておきましょう.

Profile

岡部友香（Yuka Okabe）

和歌山県立医科大学医学部 血液内科学講座
卒後4年目，現在は橋本市民病院総合内科で内科専攻医として勤務しています.
内科医としてのスキルアップをめざし，橋本市民病院での研修を希望しました. 医療面はもちろん，生活環境など含めマルチプロブレムな状態にある方が多く，ただ病気を診るだけでなく総合的に患者さんを診ることを日々学んでいます. 臓器別専門医の視点でも総合内科医の視点でも診療ができる医師になることをめざしています.

橋本忠幸（Tadayuki Hashimoto）

橋本市民病院 総合内科

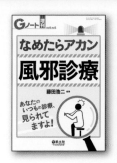

感染症による発熱（成人）

藤原　稜，見坂恒明

① 発熱を診たらまずは qSOFA を用いて緊急性を判断する
② 「どんな患者の，どの臓器・部位に，どんな微生物が」感染を起こしているかを考える
③ 身体所見は top to bottom approach でくまなく探す

はじめに

　　新型コロナウイルス感染症が流行するなかで発熱に対するアプローチは大きく変容しています．発熱のある患者さんはなるべく院内に入れないようにし，医療スタッフは極力接触を避け，まず新型コロナウイルス PCR 検査や抗原検査を行うことなどが診療の中心となっています．そのなかで，病歴や身体所見といった感染症診療において非常に重要な部分が軽視されており，救急外来で発熱患者を初期研修医に診療させない施設もあります．発熱の診療を学ぶ機会が減少するなか，成人の発熱患者に対する一般的なアプローチを学び直す必要があります．

　　まずは感染症に伴う発熱の例として壊死性筋膜炎の症例を提示します．

症例

　　糖尿病治療中の 55 歳男性．1 週間前に左下腿を打撲した．3 日前から左下腿の発赤，腫脹・熱感が出現した．疼痛も出現したため，近医を受診した．蜂窩織炎の診断で，セファクロルの処方を受け帰宅した．その後，発熱と全身倦怠感が出現したが，新型コロナウイルス感染症疑いとして扱われることを恐れ，医療機関を受診せず自宅で安静にしていた．下肢の疼痛が徐々に増強し歩行困難となったため，家人に連れられて救急外来を受診した．受診時，意識清明であるが全身倦怠感が著明．体温 38.5 ℃，血圧 95/50 mmHg，脈拍 110 回 / 分，呼吸数 28 回 / 分，左

下腿部に径5cm程度の範囲で発赤があり，その範囲を超えて圧痛がある．握雪感を伴っている．白血球15,800/μL（好中球90%），Hb 14.5 g/dL，Na 138 mEq/L，K 4.8 mEq/L，BUN 23.4 mg/dL，Cr 0.9 mg/dL，血小板17.1万/μL，CRP 17.2 mg/dL，HbA1c 8.3%，随時血糖210 mg/dL.

　皮膚所見のわりに増強する疼痛，血圧低下・頻脈等のバイタルサインの異常，意識障害等，局所所見は軽いのに全身状態が不良であることが壊死性筋膜炎の特徴です．壊死性筋膜炎を示唆する所見として表1[1]に示す所見があげられます．壊死性筋膜炎では救命のためにできる限り早期に外科的処置による病変部位のデブリドマンが必要です．通常の蜂窩織炎とは何か違うと感じたら，ためらわずに経験豊富な外科医に相談することが必要です．

　また，検査所見のみで壊死性筋膜炎らしさを判断するLRINEC（Laboratory Risk Indicator for Necrotizing Fasciitis）スコア[2]もあります．

　では，急症発症の発熱を見た場合にどのように診断をつけていくか，感染症診療の目線から解説します．

　発熱診療のフローチャートを示すので以下の記載とあわせて見てください（図1）.

表1　壊死性筋膜炎を示唆する所見

・激しい痛みが続く
・筋膜や筋層の血管閉塞に伴う水疱の出現
・皮膚の壊死や斑状出血
・触診や画像で軟部組織内にガスを認める
・紅斑の辺縁を越えて広がる浮腫
・皮膚の知覚麻痺
・発熱，白血球増多，せん妄，腎不全などの全身毒性状態
・抗菌薬治療を行っても急速に進行

文献1より作成.

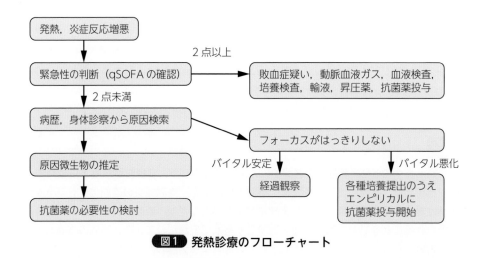

図1　発熱診療のフローチャート

1 緊急性の判断

　発熱患者に対してはまずはバイタルサインを確認します．qSOFA（quick sequential organ failure assessment）2点以上であれば敗血症の可能性があり（表2）[3]，すぐに動脈血液ガスを含めた血液検査・培養検査を提出して，まずは大量輸液，それに反応が悪ければ昇圧薬を使用し，平均血圧65 mmHgに保ちつつ，早急に抗菌薬を投与する必要があります．この場合，病歴聴取や身体所見をとる時間は限られ，ゆっくりとは診察できませんが，それでも可能な限り行うべきです．忙しさなどを理由に病歴聴取や身体診察を省略すると重大な誤りの原因となります．

> 🖐 **ここがポイント**
>
> 　悪寒を伴う発熱は菌血症を疑います．「毛布を被っても震えが止まらない」ような悪寒戦慄は，菌血症に対する陽性尤度比＋4.7であり重要な所見です[4]．

2 鑑別のための病歴

　感染症診療の基本は「どんな患者の，どの臓器・部位に，どんな微生物が」感染を起こしているかを考えることです．そして，微生物を絞り込み，抗菌薬での治療を検討します（図2）．まずは年齢，性別，基礎疾患など「どんな患者」なのかを把握します．社会生活歴，海外渡航歴，ペット飼育歴，薬剤歴も確認しましょう．次に「どの臓器・部位に」感染があるのかを評価するために，病歴で臓器特異的な症状がないかを聞き出し，そこに所

表2 qSOFA

項目	点数
収縮期血圧100 mmHg以下	1
呼吸数22回/分以上	1
意識変容	1

文献3より引用．
上記2点以上で『敗血症』を疑う．

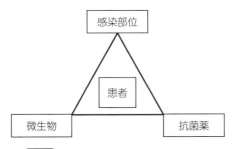

図2 感染症診療のトライアングル

表3 ROS（review of systems）[5]

一般全身状態	耳鼻咽喉	消化器
・最近の体重減少 ・発熱，悪寒，寝汗 ・食欲不振 ・倦怠感，疲労感	・難聴 ・耳鳴 ・耳痛 ・耳漏 ・鼻出血 ・鼻閉，鼻水，花粉症 ・歯や歯肉の状態 ・舌痛 ・嗄声や声質の変化 ・咽頭痛	・嘔気・嘔吐 ・血性嘔吐 ・胸焼け感 ・嚥下困難 ・腹痛 ・便秘 ・下痢 ・血便
皮膚		
・発疹 ・潰瘍性病変 ・頭髪の変化 ・爪の変化		
筋骨格系	**頸部**	**泌尿生殖器**
・関節痛 ・関節腫脹 ・朝のこわばり	・リンパ節腫脹 ・甲状腺腫大 ・疼痛	・頻尿，多尿，尿意切迫感 ・排尿困難，排尿時痛 ・血尿 ・男性；精巣の異常，ペニスからの分泌物 ・女性；膣分泌物，月経異常，乳頭分泌物
頭	**呼吸器**	
・頭痛 ・めまい ・立ちくらみ	・喘鳴，喘息 ・呼吸困難 ・咳嗽 ・喀痰 ・結核への曝露歴 ・肺炎・気管支炎の既往 ・血痰，喀血	
眼		**造血系**
・視力の変化 ・充血，痛み ・かすみ目 ・緑内障や白内障の既往		・リンパ節腫大 ・貧血の既往 ・出血傾向
	心血管系	**神経**
	・呼吸苦 ・動悸 ・失神 ・心雑音の指摘 ・末梢血管系 ・間欠性跛行 ・足背浮腫 ・緑内障や白内障の既往	・頭痛 ・複視 ・痙攣 ・しびれ，感覚の変化 ・筋力低下，脱力，麻痺

見があるかを身体所見で確認します．発熱のみで鑑別を絞っていくことは困難であり，＋αの症状を病歴聴取やROS（review of systems）などから探し出すことが診断の手掛かりになります（表3）．

 ここがポイント
> 臓器特異的な症状や所見に注目して鑑別診断を絞り込みます．

3 身体所見

　　身体所見は，頭のてっぺんから足先までもれなく探す（top to bottom approach）ことが重要です（表4）．可能な限り毎回決まった形で病歴・身体所見を確認していくことで身

表4 top to bottom approach

頭部	中枢神経 （髄膜炎，脳炎，脳膿瘍）	頭痛，項部強直，光過敏，記憶障害，痙攣，神経学的所見，筋力低下，知覚低下
	副鼻腔炎	7日間以上持続する感冒，5日目以降に増悪する感冒（いったん軽快した後に再増悪する感冒），感冒にしては普段よりも症状が重篤，下を向くと増悪する頭痛，副鼻腔上の顔面圧痛，上顎洞の圧痛，上顎歯痛
	中耳炎・外耳炎	耳痛，聴力低下，鼓膜の発赤・腫脹，鼓膜内滲出液（外耳の発赤・耳瘻では外耳炎）
	咽頭炎	咽頭痛，嚥下痛，滲出性扁桃炎，頸部リンパ節腫脹
胸部	気管支炎・肺炎	咳嗽，喀痰，呼吸困難，吸気時の胸痛増悪，聴診でラ音
	心内膜炎	胸痛，動悸，呼吸困難，浮腫，心雑音，皮疹（爪下線状出血斑，結膜出血斑など）
腹部	腸管内感染症	嘔気・嘔吐，腹部圧痛，水様性下痢・粘血便
	腹腔内感染症	腹部圧痛，便秘・下痢，嘔気・嘔吐，腹膜刺激症状（筋性防御，反跳痛）（胆道系感染症では黄疸，右季肋部痛など）
	尿路感染症・腎盂腎炎	尿意切迫，頻尿，排尿時痛，恥骨上部圧痛，肋骨脊柱角（CVA）叩打痛
	骨盤内炎症性疾患（PID）	異常・悪臭帯下，排尿障害（頻尿，排尿時痛，尿意切迫），子宮頸部圧痛
	前立腺炎	下腹部痛，直腸診にて前立腺圧痛
	肛門周囲膿瘍	排便時疼痛，圧痛，腫脹
体幹・四肢	皮膚感染症（頭部も含めた全身を必ず検索）	発赤，疼痛，腫脹
	関節炎	疼痛，熱感，腫脹，関節可動域制限
	末梢・中心ライン感染	刺入部分の発赤，腫脹，熱感，疼痛．ラインが入っている患者の発熱で，他に原因が見つからない場合には常にライン感染の可能性を考える

文献6より引用.

につくと思います．また高齢者は同時に複数の感染症を併発することがあり，1つフォーカスを見つけても満足することなくもれなく探すことが重要です．

4 検査の選び方

　検査はすべて，「何を知りたいのか」「治療方針がどう変わるのか」を意識してオーダーする必要があり，やみくもに行ってはいけません．詳細な病歴聴取やROS，身体所見を通して検査前確率を上げ，吟味して検査を実施する必要があります．発熱患者をみるときに行う初期検査項目として，CBC，生化学検査（AST，ALT，ALP，γ GTP，LDH，Na，K，Cl，BUN，Cr，CRP），尿検査（定性・沈渣・亜硝酸塩），胸部X線写真，心電図（ECG）などがあります．

　グラム染色は感染症の診断のみならず，原因微生物の推定や，治療効果判定にも使うことができます．平日の日中は細菌検査室の臨床検査技師がグラム染色をしてくれる病院もありますが，夜間や休日までグラム染色をしてくれる病院は少ないでしょう．リアルタイムで情報を得ることができるグラム染色はぜひとも自分で身につけたい手技の1つです．

尿路感染症を疑うとき，尿のグラム染色を行い白血球と単一の菌の増殖が確認できたら，より尿路感染症を疑う根拠になります．また，比較的大きなグラム陰性桿菌が白血球とともにたくさん観察できるのであれば，大腸菌が起因菌ではないかと推定でき，自施設のアンチバイオグラムを元に抗菌薬の選択を行うことができます．グラム染色の手技は5分程度で行うことができますが，慣れるまでは上級医と行うとよいでしょう．自施設のアンチバイオグラムを見たことがなければ，ぜひ細菌検査室を訪ねてみましょう．臨床検査技師とコミュニケーションを深めておくといろいろな学びが得られます．

ここがピットフォール

「白血球上昇，CRP上昇＝感染症」「白血球，CRP正常＝非感染症」「白血球，CRPが高い＝重症度が高い」は大きな間違い．白血球数やCRPはあくまでも炎症の指標であって，感染症の評価のみを目的として使用してはいけません．

プロカルシトニン（PCT），エンドトキシン，IL-6，CRPを比較した細菌感染症診断の前向き研究で，PCTは最もAUC（The area under receiver operating characteristic curve）が高く，診断に有用でした[7]．しかし，PCTの特異度は86%，感度は64.4%で，これだけで細菌感染症の有無の判断はできません[7]．

「どんな患者の，どの臓器・部位に」がある程度絞ることができたら，「どんな微生物」が感染症を引き起こしているのかを推定することができます．年齢や基礎疾患，過去の感染症治療薬使用，感染成立の場所（市中感染か医療関連感染か）によって想定される原因微生物は異なります．前述の通り原因微生物を推定するにはグラム染色が有用です．肺炎が疑われるならば喀痰，尿路感染症が疑われるならば尿のグラム染色をして起因菌を絞り込みます．このことが抗菌薬の選択の助けとなります．

5 頻度の高い疾患

3次救急は1次2次の救急外来やプライマリ・ケア外来と比較して，敗血症など見逃してはいけない重篤な疾患の患者さんが多くなります．しかし，歩いてくる外来の患者さんのなかにも重篤な疾患が隠れており，常にアンテナを張っておく必要があります．発熱と咽頭痛を主訴に歩いて来院し，ウイルス性上気道炎と診断したが実は急性喉頭蓋炎だった，などピットフォールが多くあります．ウイルス性上気道炎と診断する際にはほかの疾患の可能性がないか十分に吟味してから診断しましょう．

 ### ここがピットフォール

ウイルス性上気道炎（いわゆる「かぜ」）の診断には要注意です．鼻・副鼻腔（くしゃみ，鼻汁，鼻閉），咽頭（咽頭痛），下気道（咳）の3領域に症状がまたがっている場合はかぜが疑わしいですが，そのほかの疾患の可能性を十分に吟味してから診断しましょう[8]．

1) 比較的頻度の高い疾患

❶ ウイルス性上気道炎

咽頭痛，咳嗽，鼻水，発熱，関節痛などの複数の症状が同時に出現する場合に疑います．

❷ 尿路感染症

頻尿や残尿感などの症状や，CVA叩打痛陽性のときなどに疑います．診断のため，尿検査（定性・沈渣・白血球数・亜硝酸塩），尿培養を行います．

❸ 肺炎

誤嚥の既往，呼吸回数増加や酸素飽和度（SpO2）の低下などで疑います．診断のため，血液検査，胸部単純X線，必要に応じて尿中肺炎球菌抗原検査，尿中レジオネラ抗原検査を行います．

2) 見逃してはいけない重篤な疾患

❶ 髄膜炎

頭痛や意識障害と発熱が合併する症例で疑います．診断のため，血液検査，生化学検査，頭部CT，腰椎穿刺・髄液検査（一般・細菌培養・抗酸菌・ウイルス）を行います．

❷ 敗血症

qSOFAの診断基準をきたす場合，人工物を体内に埋め込んでいる場合，感染性心内膜炎や膿瘍を認める場合，腎盂腎炎などを合併するときに疑います．診断のため，血液検査，生化学検査，血液培養（2～3セット：抗菌薬投与前）を行います．

❸ 急性胆管炎

発熱患者に腹部症状がある場合に想起します．診断のため，血液検査，生化学検査（特に肝胆道系酵素：ALP，γGTP，T-Bil），血液凝固検査，血液培養（2セット），腹部超音波検査，腹部骨盤部造影CT，磁気共鳴胆管膵管撮像（magnetic resonance cholangio pancreatgraphy：MRCP），内視鏡的逆行性胆管膵管造影検査（endoscopic retrograde cholangio pancreatography：ERCP）を行います．

3) フォーカスがはっきりしないとき

感染巣がはっきりしない場合，すぐに診断がつかないときは，バイタルサインが落ち着いており，緊急性がないと判断できれば経過観察をしつつ原因を精査しましょう．一定の時間が経てば臓器特異的な症状が出現してくることが多いです．それでもはっきりしない場合は不明熱に対するアプローチになっていきます．**感染臓器を特定する努力をせずにむやみに抗菌薬投与を行うことは避けましょう**．バイタルサインの悪化などを認めた際には適切に培養検査を提出したうえでエンピリカルな抗菌薬を開始しましょう．

おわりに

　感染症診療は，緊急性や重症度の判断と，＋αの症状や身体所見から感染臓器を特定することが基本です．これにより，自ずと使用する抗菌薬が決まってきます．緊急性の判断にはバイタルサインが重要です．呼吸数の測定に努めましょう．緊急性が高くないと判断すれば，特殊検査や画像診断に頼らず，詳細な病歴聴取と身体所見から感染臓器の特定に努めましょう．これらは発熱や感染症だけではなく，すべての診療の基本です．

文　献

1）Stevens DL, et al：Practice guidelines for the diagnosis and management of skin and soft-tissue infections. Clin Infect Dis, 41：1373-1406, 2005（PMID：16231249）

2）Wong CH, et al：The LRINEC（Laboratory Risk Indicator for Necrotizing Fasciitis）score：a tool for distinguishing necrotizing fasciitis from other soft tissue infections. Crit Care Med, 32：1535-1541, 2004（PMID：15241098）

3）日本集中治療医学会：日本版敗血症診療ガイドライン2020．日本集中治療医学会雑誌，28：Supplement，2021 https://www.jsicm.org/pdf/jjsicm28Suppl.pdf

4）Coburn B, et al：Does this adult patient with suspected bacteremia require blood cultures? JAMA, 308：502-511, 2012（PMID：22851117）

5）仲里信彦：第六景 病院総合医の役割1：診療（総合外来と総合病棟）システムレビュー．日本プライマリ・ケア連合学会誌，33：153-154，2010

6）大野博司：ERでの発熱へのアプローチ．週刊医学界新聞，2776，2008

7）Aikawa N, et al：Multicenter prospective study of procalcitonin as an indicator of sepsis. J Infect Chemother, 11：152-159, 2005（PMID：15990980）

8）Kirkpatrick GL：The common cold. Prim Care, 23：657-675, 1996（PMID：8890137）

参考文献

1）「レジデントのための感染症診療マニュアル 第4版」（青木 眞/著），医学書院，2020

Profile

藤原　稜（Ryo Fujiwara）

公立香住病院 総合診療科勤務．兵庫県地域医療総合診療専門医プログラムで研修中．兵庫県の日本海側にある港町で総合診療科として50床の病院に勤務しています．日々地域の住民に育てていただいております．

見坂恒明（Tsuneaki Kenzaka）

兵庫県立丹波医療センター・地域医療教育センター長／神戸大学大学院医学研究科 地域医療支援学部門・特命教授/兵庫県地域医療総合診療プログラム責任者．
専門分野：総合診療/感染症/医学教育
「オールインワン 経験症例を学会・論文発表するTips（金芳堂）」著者
総合診療の診療アプローチそのものが，感染症診療の基本となります．病歴と身体診察の徹底が基本的臨床能力評価試験で上位成績を修めている，丹波医療センターの基本です．
さまざまな症例を通じて，経験を高めてください．そして，経験症例をぜひ学会発表し，論文化してください！

感染症による発熱（小児）

金子昌裕，石丸直人

①小児の敗血症の徴候を意識した初期診療を行う

②年齢や同伴者によって，病歴聴取が不正確な可能性を考慮する

③成人で発症する疾患＋年齢別に起こりやすい疾患における鑑別診断を考える

はじめに

　　小児は成人と同じような疾患で発熱します．一方で，小児特有または小児では対応が異なる発熱疾患があり，成人の診療＋αの知識が必要です．本稿では＋αのところに焦点を絞って，小児の急性発熱疾患への対応方法を概説していきます．

> **症例**
>
> 　1歳女児．最近保育園に通園しはじめて感冒症状が出ることが多くなっていた．2日前からの発熱で夜間救急外来を受診．小児科医がいない病院の当直をしているあなたは，上級医から初期診療を任された．問診表には鼻汁，38℃台の発熱，湿疹があること，食事飲水量が少ないことが記載されていた．

1　まずはじめにすべきこと：敗血症を疑う

　　小児の敗血症の定義はPELOD-2（PEdiatric Logistic Organ Dysfunction score-2）[1]などが提唱されていますが，明確なコンセンサスはありません．一方，敗血症の診断はあくまで臨床的に行うものなので，初期診療で使用する小児用の指標を表1～3にあげています．PALSなどの外観の評価リスト（表1）[2]，小児版qSOFA（表2）[1]のようなその場でわ

表1 外観 (general appearance) 評価の語呂合わせ：PALS

Play	遊んでいる，周囲に興味を示す
Activity	手足の動きがあり，ぐったりしていない
Look	目線は合う，こちらに顔を向ける
Speech/Smile	いつもと同じ声，あやすと笑う，笑顔がある

文献2より引用．
もともとPALSは小児二次救命措置法の略称（pediatric advanced life support）

表2 pediatric qSOFA（2項目合致で敗血症疑い）

	呼吸数	収縮期血圧	GCS
2歳未満	≧35回/分	＜75 mmHg	15未満 E4：自発開眼（全年齢） V5：1歳未満；喃語 or 笑い， 　　　1〜14歳；年相応の発語 M6：1歳未満；目的をもった動き， 　　　1〜14歳；従命可能
2〜5歳	≧23回/分	＜74 mmHg	
5〜12歳	≧18回/分	＜83 mmHg	
12〜18歳	≧15回/分	＜90 mmHg	

文献1より作成．

表3 循環不全の指標

CRT（capillary refilling time）	爪床を圧迫して赤みが戻るまでの時間，正常は2秒以内
チアノーゼ	特に粘膜（口唇など）や体幹・四肢近位のチアノーゼは中枢性チアノーゼとして低酸素や循環不全の指標となる

かるバイタルサインの異常に気づくためのツール，CRT（capillary refilling time）の延長やチアノーゼの存在など循環不全を示唆する指標（**表3**）を敗血症診断の手掛かりとします．敗血症が疑われれば成人と同じく迅速な血液培養採取，輸液，抗生物質投与が必要になります．

2 病歴聴取で気をつけること

1）ワクチン接種歴

ワクチン既接種者については肺炎球菌髄膜炎，インフルエンザ菌髄膜炎，麻疹，風疹，水痘，おたふくかぜの可能性がかなり下がります．また，未接種が判明した際にワクチンを勧めるよい機会となりますので必ず確認しましょう．

2）既往歴

出生発達歴で心疾患など重症化因子となる病歴があるかを聴取します．水痘，おたふくかぜ，百日咳などほとんど再感染しない疾患については，疑った場合，罹患歴を確認しておきます．また，乳幼児の尿路感染症は膀胱尿管逆流を背景に再発する可能性があります．

3) 保護者の訴え

普段子供をあまり見ていない家族が同席している場合は，話が不正確なこともあるので注意が必要です．逆に，こちらが違和感を覚えなくても，普段見ている家族が「いつもの熱と違う」と話していればより慎重に診察する必要があります[3]．

4) 子供からの病歴聴取

一般的に2歳以下は保護者から聴取，8歳以上は本人に聴取，3～7歳の子供についてはその子供の発達や体調・機嫌に応じて本人の訴えの正確性を判断する必要があります[4]．可能な限り本人の訴えを聞く姿勢は忘れないようにしましょう．

3 発熱＋αからの鑑別疾患

1) 発熱＋なんとなく元気がない

❶ 生後3カ月未満

この時期の発熱は7～10％で重症感染症（尿路感染，菌血症，髄膜炎）の可能性があり原則入院です[5]．尿・血液・髄液検体を提出して経験的な抗生物質投与を行う必要があります．

❷ 生後3カ月以降

慎重な診察を行っても明らかな感染巣が不明なときは尿路感染症を疑います．2歳以下の男女の尿路感染症リスクは同程度です（6～7％）．ワクチン未接種または免疫抑制状態にある患児以外は，尿検査で尿路感染症が否定できれば血液検査・培養採取なしで経過観察します．

2) 発熱＋咽頭炎

① 溶連菌感染症

→キーワード：冬・春，3歳以上の通園・通学児の発熱＋咽頭炎

咽頭炎の原因として最も多いのはウイルスで，咽頭炎以外の症状を併発することが多いです．溶連菌かどうかについては発熱，リンパ節腫脹，咳の有無などで評価するModified centor criteria[6, 7]で迅速検査と培養採取の適応を判断し，溶連菌迅速検査または咽頭培養陽性例では抗生物質治療を行います．注意すべき鑑別として，開口障害や口蓋垂の偏位など耳鼻科的ドレナージが必要な扁桃周囲膿瘍や咽後膿瘍を疑う重症例，結膜炎を伴い感染力が強い咽頭結膜熱があります．

3) 発熱＋気道症状

❶ 喉頭の疾患

① クループ症候群

→キーワード：3カ月〜3歳の強い咳嗽

　診察上吸気時喘鳴を聴取しますが，それ以前に待合室での犬吠（けんばい）様咳嗽という特徴的な咳嗽で診断することが多いです．Westley Croup scoreに応じて対応します．流涎や嚥下障害を伴う緊急症である急性喉頭蓋炎，誤嚥による気道異物でも吸気時喘鳴を聴取しますので気をつけましょう．

❷ 下気道の疾患〔COVID-19については他稿（pp.975〜984）を参照ください〕

① 細気管支炎

→キーワード：1歳未満，上気道症状で発症して数日で悪化しwheezeやcrackle聴取

　気道の細い小児では，気道の浮腫と分泌の亢進（細気管支炎）で末梢の気管支の狭窄や無気肺，肺炎を併発します．分単位で呼吸状態が悪化するため，初回診察時の所見が当てにならないので注意が必要です．RSウイルスが細気管支炎の50％以上の原因を占めており，ハイリスク群では抗体製剤（パリビズマブ）が投与されている場合が多いです．RSウイルスの迅速検査は1歳以下で保険適応ですが，ほかのウイルスも原因にはなりうるため，原則的に症状と身体所見による臨床診断を行います．初期治療として推奨されている治療は酸素投与（SpO_2 92％以下で），鼻汁吸引，輸液（飲水困難時）です．外来では入院適応の判断と，帰宅時の保護者への再受診の基準の説明が重要になります[8]．

② 肺炎

→キーワード：発熱＋努力呼吸 and/or 低酸素血症

　小児の肺炎の原因は成人とは大きく異なり，4歳以下では8割がウイルス性，5歳以上でようやくマイコプラズマや肺炎球菌が目立ってきます．ウイルス性肺炎は数日の上気道症状に続いて努力呼吸や聴診所見が目立つようになるため，小児の「かぜ」は数日後に肺炎になるかもしれないことに注意しましょう．

　肺炎を示唆する所見は発熱，頻呼吸，胸痛，SpO_2 90％以下などですが，決定的なものはありません．また，軽症ウイルス性肺炎は上気道炎と同じ対応になるため，軽症例は肺炎の確定診断をする必要がありません．外来では敗血症を疑う所見や増悪する努力呼吸，SpO_2 90％未満，帰宅後の家族による経過観察が困難などの場合に入院適応を判断する必要があります．軽症例では抗生物質投与は推奨されていません[9]．

③ 急性中耳炎

→キーワード：発熱＋耳をさわる・耳漏

　急性中耳炎は学童期まで（〜12歳頃）は非常にcommonな疾患です．典型的には耳痛と発熱で発症しますが，発熱のみや上気道炎症状で発症することもあります．診断には必ず耳鏡での鼓膜観察が必要です．自然軽快も期待できるため，強い耳痛，両側耳漏，39℃前後の高熱，全身状態不良など中〜重症の所見がなければ3日程度の経過観察が推奨され

ています[10]．鼓膜所見は観察が難しいこともあるため，軽症中耳炎疑いであれば無理せず上気道炎として対応するのがよいでしょう．

4) 発熱＋頸部リンパ節腫脹

① 細菌性リンパ節炎

→キーワード：発熱＋圧痛熱感を伴う片側性リンパ節腫脹

小児では頸部の細菌性リンパ節炎が起こりやすいです．皮膚や口腔内からの細菌の侵入が多く，猫ひっかき病（*Bartonella henselae*）も鑑別にあがります．一般的に学童期までの小児のリンパ節は度重なる非重症のウイルス感染などで40％前後で触れることがありますが[11]，他に明らかな熱源がなく，急性発症で，可動性があり，腫大，圧痛，発赤などを伴っていれば細菌性として抗生物質で治療します．

5) 発熱＋消化管症状

① 急性胃腸炎（特にロタウイルス）

ヒトはロタウイルスに何度も罹りながら免疫を獲得していきます．このため低年齢では重症化しやすく，腸重積や胃腸炎関連けいれんを伴うことがあります．ロタウイルスの迅速診断の感度は60〜70％と高くありません．胃腸炎一般の初期評価で重要なのは脱水の程度であり，経口補水液（ORS）か点滴が必要かを判断します[12]．成人と同じく抗生物質投与が必要な胃腸炎は稀です．

② 虫垂炎

虫垂炎は10〜18歳での発症が多いですが，3歳以下の虫垂炎は90％が穿孔した状態で診断されており早期診断が困難です．2〜3日で腹部の持続痛，嘔吐，腸蠕動音の低下など腹膜炎症状が顕在化し，穿孔リスクが上がりますが，それまでは胃腸炎症状や食思不振や倦怠感など非特異的な症状が先行します．虫垂炎のスコア評価のAlvarado scoreやPediatric appendicitis scoreの感度は70〜80％程度であり，特に低年齢層では慎重な経過観察が大切です[13]．

6) 発熱＋皮疹

敗血症による点状出血，重症薬疹，リケッチアなど，見逃してはいけない発熱＆皮疹の疾患は成人と同様です．ここでは小児に特徴的なcommonな疾患をあげておきます．

① 手足口病

→キーワード：夏，10歳以下，発熱＋手足先と口腔内の水疱/紅斑

1〜2日の高熱を伴う感冒様症状が先行し，有痛性の水疱・紅斑が四肢末端や口腔内を中心に出現します．皮疹は口腔内（ヘルパンギーナ）か四肢だけのこともあります．免疫を獲得することが多いですが，6％程度で再発します．

表4 VPDの概説

	ワクチン接種率	潜伏期間	好発年齢	発症様式
おたふくかぜ	3割	12〜25日	5〜9歳	感冒症状で発症し耳下腺の腫脹（片側→両側のこともあり）＋脳炎，髄膜炎から精巣炎までさまざまな合併症が生じる．全身症状は3〜5日，耳下腺は7日前後腫脹が続く．
麻疹	8割	8〜12日	未接種者（風疹は抗体価が落ちる成人も）	微熱が先行し，その後結膜炎・咳嗽・鼻汁が増悪（Koplik斑が5〜7割でみられる），2〜4日の後高熱となり顔面や首→体幹四肢に紅斑が出現
風疹	8割	14〜21日		感冒症状で発症し，顔面や首→体幹，四肢の紅斑が出現
水痘	7割	10〜21日	未接種者	発熱，頭痛，倦怠感が先行し，1〜2日で水疱が頭皮・顔面・体幹に出現
日本脳炎	9割	4〜14日	未接種者養豚場近くの居住者	胃腸炎症状が先行し，高熱・脳炎症状が出現する

文献15，16を参考に作成．
ワクチン接種率は1回接種以上の数値，水痘は2014年定期接種開始後の数値．
ポリオは1981年，ジフテリアは1999年以降国内発症がないため省略．
HBV・破傷風は本稿の目的から外れるため省略．

② 伝染性紅斑
→キーワード：冬〜春，4〜10歳，発熱＋両頬の紅斑

5歳前後での罹患が多い疾患です．感冒様症状から，無症状の両頬の紅斑が出現，その数日後に体幹四肢に瘙痒を伴う紅斑が出現し，瘢痕なく消失していきます．胎児水腫のリスクとなるので，近くに妊婦がいないかを確認する必要があります．通常再感染はありません．

③ 川崎病
→キーワード：4歳以下，眼球結膜充血・BCG接種痕の発赤・不定形皮疹・発熱

低年齢層の発熱を見た際に必ず確認すべきものが川崎病の症状です．2019年に診断基準が改訂されています[14]．治療開始を第7病日までに行うことが冠動脈病変の予防に重要で，3〜4症状しかない場合でも，発熱5日目には冠動脈病変の評価ができる施設へ紹介すべきです．

④ vaccine preventable disease（VPD）

VPDはワクチンで防げる疾患を意味します．VPDには皮疹と発熱が出る疾患が多いので，主なものを表4にまとめました．

7）見逃してはいけない「かぜ」：心筋炎

心筋炎は死亡率が日本国内で25％，原則全例補助循環の可能な小児循環器の専門医療機関で治療する必要がある疾患です．初期症状は感冒症状や消化器症状で，かぜや胃腸炎と見分けがつきませんが（実際原因となるウイルスは同じ），急速に進行して循環不全をきた

します．確定診断には心筋生検が必要ですが，初期対応として心電図や心筋逸脱酵素，心エコーでの異常所見などから臨床診断をする必要があります．原因がはっきりしない循環不全の徴候がある場合に必ず鑑別としてあげましょう．

ここがピットフォール
小児は最初は「かぜ」に見える重症疾患が多い！

ここがポイント
年齢，感染症の流行，ワクチン歴を考慮した診療を心がける！

症例の経過

患児は母親に抱かれて診察室に入室してきた．聴診器を当てると強く泣き出した．呼吸数30回／分，心拍数100回／分，血圧は小児用のマンシェットがなく不明．眼球結膜の充血があり，頸部リンパ節は1〜2 cmのものが両側で触れた．咽頭所見はなく，母親からみても手足や唇はいつも通りの色だった．体幹に赤色丘疹が散在していた．下痢や嘔吐はなく，ミルクやジュースは少量の飲めており，おむつは来院後に1度交換していた．

全身状態は緊急入院が必要なほどではないが，川崎病の症状4項目を認め，川崎病が否定できないことを伝えた．発熱2日目のため翌朝小児科の2次医療機関を受診するように指導した．

おわりに

一般小児外来における発熱診療において，成人には稀な疾患や成人と異なる考え方をする疾患について概説しました．施設によっては小児の発熱疾患を診る機会が少ないところもありますが，いつかは診察せざるを得ない状況が必ずやってきます．本稿がその際の第一の手引きとなれば幸いです．

文 献

1）Schlapbach LJ, et al：Prognostic accuracy of age-adapted SOFA, SIRS, PELOD-2, and qSOFA for in-hospital mortality among children with suspected infection admitted to the intensive care unit. Intensive Care Med, 44：179-188, 2018（PMID：29256116）
↑小児の敗血症のスコアリングについて比較，評価している論文です．
2）こどものみかた：小児T&Aコース2020．小児救急初期診療プログラム2015.9発行
↑小児診療についての研修を開催している団体によるテキストです（http://kodomonomikata.luna.weblife.me/）．
3）Van den Bruel A, et al：Signs and symptoms for diagnosis of serious infections in children: a prospective study in primary care. Br J Gen Pract, 57：538-546, 2007（PMID：17727746）
4）American Academy of Pediatrics. Committee on Psychosocial Aspects of Child and Family Health; Task Force on Pain in Infants, Children, and Adolescents：The assessment and management of acute pain in infants, children, and adolescents. Pediatrics, 108：793-797, 2001（PMID：11533354）

5）Cioffredi LA & Jhaveri R：Evaluation and Management of Febrile Children: A Review. JAMA Pediatr, 170：794-800, 2016（PMID：27322346）

6）McIsaac WJ, et al：A clinical score to reduce unnecessary antibiotic use in patients with sore throat. CMAJ, 158：75-83, 1998（PMID：9475915）
　↑Modified centor score の原著です.

7）Shulman ST, et al：Clinical practice guideline for the diagnosis and management of group A streptococcal pharyngitis: 2012 update by the Infectious Diseases Society of America. Clin Infect Dis, 55：e86-102, 2012（PMID：22965026）

8）Caffrey Osvald E & Clarke JR：NICE clinical guideline: bronchiolitis in children. Arch Dis Child Educ Pract Ed, 101：46-48, 2016（PMID：26628507）
　↑イギリスの細気管支炎の対応ガイドライン. 帰宅基準などがわかりやすく記載されています.

9）Bradley JS, et al：The management of community-acquired pneumonia in infants and children older than 3 months of age: clinical practice guidelines by the Pediatric Infectious Diseases Society and the Infectious Diseases Society of America. Clin Infect Dis, 53：e25-e76, 2011（PMID：21880587）
　↑小児の肺炎の国際的なガイドライン. 必要な検査や抗生物質開始時期が記載されています.

10）「小児急性中耳炎診療ガイドライン 2018 年版」（日本耳科学会, 他 / 編）, 金原出版, 2018
https://www.otology.gr.jp/common/pdf/guideline_otitis2018.pdf
　↑日本の中耳炎の診療ガイドライン. 重症度分類が米国のものと少し違います.

11）Larsson LO, et al：Palpable lymph nodes of the neck in Swedish schoolchildren. Acta Paediatr, 83：1091-1094, 1994（PMID：7841711）

12）King CK, et al：Managing acute gastroenteritis among children: oral rehydration, maintenance, and nutritional therapy. MMWR Recomm Rep, 52：1-16, 2003（PMID：14627948）
　↑胃腸炎の国際的なガイドライン. 明確な線引きは難しいですが, 脱水の定義が記載されています.

13）Rentea RM & St Peter SD：Pediatric Appendicitis. Surg Clin North Am, 97：93-112, 2017（PMID：27894435）
　↑虫垂炎の小児の対応について総合的にまとめられています.

14）日本川崎病学会, 他：川崎病診断の手引き 改訂第6版. 2019
http://www.jskd.jp/info/pdf/tebiki201906.pdf
　↑川崎病の最新の診断基準です. 急性期治療と慢性期治療については別のガイドラインとしてwebで無料公開されています.

15）国立感染症研究所：感染症流行予測調査グラフ
https://www.niid.go.jp/niid/ja/y-graphs/667-yosoku-graph.html
　↑ワクチンの接種率や抗体保有率などがまとめられています.

16）「Nelson Textbook of Pediatrics, 21th Edition in 2 vols」（Kliegman RM, et al, eds）, Elsevier, 2020

■ 参考文献

本書の記載は主に小児科における「ハリソン」である1）と, 小児感染症のバイブルである2）によるところが大きいです.

1）「Nelson Textbook of Pediatrics, 21th Edition in 2 vols」（Kliegman RM, et al, eds）, Elsevier, 2020
　＊特に以下の章を参考にさせていただきました.
　　発熱＋なんとなく元気がない：［202 Fever Without a Focus in the Neonate and Young Infant］,
　　　　　　　　　　　　　　　［203 Fever in the Older Child］
　　溶連菌感染症：［409 Acute pharyngitis］
　　細気管支炎：［418.1 wheezing in infants: Bronchiolitis］
　　VPDの概説：［273 Measles］,［274 Rubella］,［275 Mumps］,［280 Varicella-Zoster Virus］

2）「小児感染症のトリセツ REMAKE」（笠井正志 / 監, 伊藤健太 / 著）, 金原出版, 2019

Profile

金子昌裕（Masahiro Kaneko）

明石医療センター 総合内科
小児科診療は初期研修の全科walk in当直（@筑波メディカルセンター病院），後期研修の明石医療センターの小児科外来・病棟研修で学び，小児科の先生方にたいへんお世話になりました．1人で診るのは最初は怖いと思いますが，紹介・相談するハードルを低めに設定して，まずは診察してみてください．

石丸直人（Naoto Ishimaru）

明石医療センター 総合内科
自分自身も神奈川，茨城で小児科の研修を行い，現在は明石で家庭医，総合診療医の養成に携わっております．養成プログラムでは，小児診療も自信をもってできるように，在宅から外来病棟までの研修をシームレスに行えるようになっております．自分も子育てをしながら研修される先生方のサポートもでき，男性医師の育休も取りやすい環境です（執筆者の金子医師も育休を所得されています）．

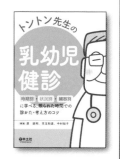

非感染症による発熱
いわゆる"不明熱"を考える前にすべきこと

長谷部仁美, 川島篤志

①救急／入院患者の発熱でよくあるのは偽痛風, 薬剤熱

②不明熱患者の入院時は, あらかじめ精査加療の難しさを患者・家族と共有しておく

③腫瘍熱や膠原病を考える前に, 感染症を除外する（結核, 感染性心内膜炎など）

④いざ悪性腫瘍や膠原病が疑われたとき, どう動くかイメージしておく

はじめに

　　　非感染症による発熱と聞いて, 皆さんはどんな疾患を思い浮かべますか？ 悪性腫瘍？ 膠原病？ いずれも不明熱鑑別の代表格ですが, 実臨床で経験することはあまり多くありません.

　　　ここではそれらを考える前に必ず考えてほしい鑑別をメインにお伝えします. 最後に不明熱鑑別のなかでも特に厄介な疾患・所見を紹介しますので, 不明熱診療のリアルを感じてもらえたら幸いです.

症例

　高度認知症で施設入所中の90歳女性. ADLは寝たきり・全介助で, 食事は介助で全量摂取. 意思疎通は困難で発語はほとんどないが, 声掛けで目線は合う. 当院受診の1週間前から38 〜 39℃の発熱があり, 5日前から施設の嘱託医よりセフトリアキソン（1 g）を投与開始された. いったん改善したがその後も発熱が再燃持続し, 食事摂取も普段より少ないため, 不明熱として当院救急に紹介受診された.

　来院時, 38.3℃の発熱, GCS：E3V3M4と軽度意識障害を認めたが, 呼吸は平静でほかのバイタルサインは特に異常なかった. 肺音は深吸気できず聴取困難, 明らかな心雑音はなし, 腹部平坦軟, 圧痛・叩打痛は表情が変わらずおそらくなし. 施設職員曰く, いつもより傾眠様で発熱後から食事摂取量は減っていたそうだが, むせや咳・嘔吐下痢などはなかったそうだ. 腹部エコー上胆嚢は軽度腫大も緊満感やsonographic Murphy signは認めず, 胸部X線で目立った

肺炎像はなかった. カテーテル尿をグラム染色したが, 菌体は認めなかった.

　患者さんの手足や頭頸部を診察し直したところ, 首を動かそうとせず, 頸部回旋時に顔をしかめる患者さんの様子に気づいた. crowned dens syndrome を疑い, 頸部の単純CTを追加すると, 軸椎歯突起背側に石灰化を認めた. 抗菌薬は中止し, 腎機能が保たれていることを確認してNSAIDs内服を開始したところ, 数日後には熱も炎症反応も下がり, 食事も全量摂取するようになった.

1 発熱＋αの症状・手がかりを探す

　　発熱の原因が何であれ, 発熱以外の症状・手がかりがないか, 病歴・身体所見を洗い直すのが診断の近道です. もしかすると, 発熱前に関節注射を受けていた, 発熱をくり返していたなど, 新たな手がかりが見つかるかもしれません. 症例のように意思疎通をはかるのが難しい患者さんでも, 痛みがあれば顔をしかめたり, 声を上げてくれることがあります. 時間が許せば, 頭からつま先まで局所症状がないか, 一度評価を試みてください.

1) 患者さんを一番よく知っている人を探す

　　患者さんから病歴が聴取できない場合は, 患者さんを一番よく知る人から病歴を聞いてみましょう. 患者さんの普段の状態 (ベースライン) がわからないとどこまでが正常でどこまでが異常かわかりません. 特に意識障害の有無の判断は普段接している人の話を聞かないと困難です.

　　家族から話を聞くことが多いでしょうが, 普段一緒に生活をしていない家族の場合, 担当ケアマネージャーや施設職員の方がよく知っていることもあります. 入院後でその場に施設職員などがいない場合でも, 患者さんの普段の様子は電話で必ず確認しましょう.

2) 見落としやすいのは, 頭・手足・背中

　　一般診察で明らかな異常がないとなったとき, 必ず見直してほしいのは, 頭・手足・背中の所見です. 項部硬直や頸部回旋時痛はありませんか？ 何重にも着重ねた服の下に蜂窩織炎や関節炎は隠れていませんか？ 背中に皮疹や褥瘡はありませんか？ 脊柱叩打痛はありませんか？ これら3カ所は診察が漏れやすいところなので, 意識的に診るようにしましょう.

> **ここがポイント**
> ・手がかりがないときは, 病歴・身体所見をもう一度洗い直す
> ・身体診察で見落としがちなところを意識して診る (頭・手足・背中)

> **ここがピットフォール**
> 患者さんの普段の状態 (ベースライン) がわからないと異常にも気づけない.

2 よくある疾患から考える

感染症以外の発熱というと不明熱の鑑別を想起する方が多いのではないでしょうか．しかし，実際に腫瘍熱や膠原病・自己免疫性疾患が原因の発熱に当たることはきわめて稀です．それらを考える前に，結晶誘発関節炎〔特にピロリン酸カルシウム二水和物（calcium pyrophosphate dihydrate：CPPD）結晶沈着症：偽痛風〕，薬剤熱らしさはないか，検討しましょう．

1）結晶誘発関節炎（特にCPPD結晶沈着症：偽痛風）

CPPD結晶沈着症（偽痛風）は，ピロリン酸カルシウム結晶が関節に沈着し炎症を引き起こすことで発症する関節炎です．消炎鎮痛で軽快する良性の疾患ですが，痛みで動けないとQOLを著しく下げてしまうので適切に治療する必要のある疾患です．60歳以上から発生率は徐々に増え，高齢者の発熱では必ず鑑別にあげるべき疾患です[1, 2]．特に寝たきり・術後・入院中の高齢者は要注意です．

❶ 関節炎はないか？

まず，四肢の関節炎所見がないか確認しましょう．関節の熱感・腫脹・圧痛・可動時痛はありませんか？ 左右差はありませんか？ 偽痛風の好発部位は膝関節ですが，手・足・肘・肩・股関節にも発症します．変形性関節症があると同部位に関節炎を罹患しやすいです．変形性関節症は単関節炎の鑑別としてあげられることが多いですが，多関節炎（2〜3カ所くらい）を呈することもよくあります．

環軸関節に発症する関節炎は，crowned dens syndrome（CDS）と呼ばれます[3]．しばしば髄膜炎による項部硬直と間違われることもありますが，髄膜炎にしては意識清明で前屈時よりも回旋時に痛がる点が鑑別点です．頸部CTの骨条件で歯突起背側に石灰化を認めるのも特徴的です．冒頭の症例では軽度の意識障害も伴い，髄膜炎も鑑別にあがりましたが，家族と相談のうえ，腰椎穿刺は施行せずに経過観察としました．こういった症例で細菌性髄膜炎の除外目的での腰椎穿刺の閾値は，施設内でも検討するといいかもしれません．

ここがピットフォール

2〜3カ所程度の多関節炎を呈する偽痛風もある．

❷ 穿刺できる場合は関節穿刺

関節炎があれば，なるべく関節穿刺を試みて，関節液培養を提出し可能であればその場で関節液のグラム染色を行ってください．膝関節であれば穿刺は比較的容易です．その他の部位は内科医には少しハードルが高いですが，可能なら穿刺が望ましいです．

理由は化膿性関節炎の除外のためです．化膿性関節炎であれば，治療はドレナージと抗菌薬の長期投与です．場合によっては手術が必要となることもあります．偽痛風だとしても，関節穿刺自体が症状緩和・治療につながります．

偽痛風の診断は関節内にCPPD結晶を確認することでなされます．CPPD結晶は偏光顕微鏡で白く小さい長方形の結晶として見えます．尿酸結晶に比べ小さいため同定が困難なこともしばしばです．関節液の定性検査でCPPD結晶陰性で結果が返ってくることもあります．

 ここがポイント

可能な限り関節穿刺して化膿性関節炎を除外する．

 ここがピットフォール

CPPD結晶は偽陰性がありえる．

❸ 治療はセッティングに合わせて

偽痛風の治療は教科書的には関節液の除去＋ステロイド関節注射ですが，当科ではNSAIDs内服から開始することが多いです．理由は化膿性関節炎を診る整形外科が，ステロイド関節注射を第一選択と考えていないからです．

ステロイド関節注射の合併症は化膿性関節炎です．よかれと思って行ったステロイド関節注射で化膿性関節炎を起こしてしまった，あるいは化膿性関節炎と気づかずステロイド関節注射をしてしまった場合，最終的に診るのは当院では整形外科になります．紹介された整形外科に「なんでステロイド関節注射を行ったんだ（ため息）」と思われないようなマネジメントを行うという観点で，当科では偽痛風に対して腎機能が悪くなければNSAIDs，悪ければアセトアミノフェンかプレドニゾロン内服＋関節穿刺で治療しています．

もちろん，最後まで自分の科で診る環境であったり，整形外科の先生がステロイド関節注射を推奨している施設であれば，膿性でないことを確認してステロイド関節注射から治療を開始してもよいと思います．

【処方例】
慢性腎不全（−）
　　セレコキシブ（セレコックス®）　1回100 mg　1日2回　関節炎所見消失後2日間
慢性腎不全（＋）
① アセトアミノフェン（カロナール®）1回400〜600 mg　1日3回　関節炎所見消失後2日間
② プレドニゾロン（プレドニン®）1回30〜50 mg　1日1回（朝）　関節炎所見消失後2日間

2）薬剤熱

薬剤熱は入院患者の10％で認められるという報告もあり，かなり高頻度の病態です[4].

❶ 薬剤熱の原因薬

薬剤熱をきたす薬剤にはさまざまなものがありますが，一般的に**抗菌薬**（ペニシリン，セファロスポリン，ST合剤，アムホテリシンB），**抗てんかん薬**（フェニトイン，バルビツレート）は，薬剤熱をきたしやすいと考えられています（図1）.

一方，治療量のサリチル酸，ステロイド，ビタミン剤，抗菌薬のなかでもアミノグリコシド，マクロライド，テトラサイクリン，クリンダマイシンでは，薬剤熱をきたすことは稀です.

ここがポイント

Commonな薬剤熱の原因は，抗菌薬と抗てんかん薬.

❷ 比較3原則も参考に

薬剤熱は，熱のわりに「比較的元気（食事もよく食べている）」，「比較的徐脈」，「比較的CRP低値」，といわれています（薬剤熱の比較三原則）.必ずしもこれらに合致するわけではありませんし，エビデンスも限られています[4]が，これらの所見がみられる際は「薬剤熱かもしれない」と休薬を検討する一助にはなります.

薬剤熱は，緩徐発症で38℃台までの発熱であることが多いです.よくあるのは，感染症として治療を開始し臓器特異的所見は改善傾向にあるものの，熱型のみ改善しきらないパターンです.例えば，患者さんは入院時より元気（比較的元気）で，CRPも改善傾向，経過表をみると発熱のわりに心拍数が低いという場合，薬剤熱を疑って抗菌薬などの新規薬剤休薬・変更を検討します.

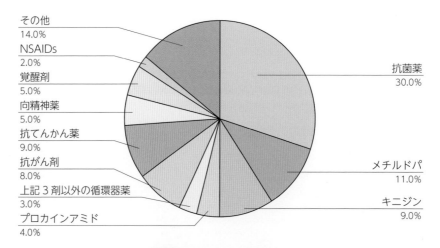

図1 薬剤熱の原因薬剤
文献4, 5を参考に作成.

　　比較的徐脈はどこで捉えるのでしょうか．一般的に発熱すれば交感神経亢進に向かうため，「体温1°F（0.55℃）上昇するごとに心拍数が10回/分程度増加する」といわれていますが，実用的ではないですよね．お勧めは経過表を確認することです．通常は熱型に合わせて心拍数も上がりますが，体温だけ高く心拍数が動いていないときに薬剤熱を疑います（図2）．当院ではチーム内で気づいたメンバーが声を上げて検討するようにしています．ただ，何日目から比較的徐脈と「認定する」のか，正直悩ましいと思っています．全国の施設でもどう判断しているのか，興味があります．発熱時，看護師に同時に脈拍も記録するようお願いするのも役立ちます．ちなみにβ遮断薬など薬の影響で頻脈にならない場合もありますのでご注意ください．

 ここがポイント
　　比較的徐脈は経過表で疑う！

 ここがピットフォール
　　比較的徐脈かな？ と思ったら薬を確認！（ただしβ遮断薬による徐脈は除外すること）

❸ 全身状態がよければ思い切って休薬する

　　とはいえ，前述の特徴に合致しない薬剤熱もあります．最終的に薬剤熱の診断は「休薬後に解熱が得られるか」で判断します．薬剤熱の場合，薬剤中止から解熱までの時間は1.3 ± 1.1日ですので[5]，薬剤を中止し，72時間で解熱しなければ，薬剤熱は否定的です．ただし発疹を伴う重篤な薬剤副反応の場合や，半減期の長い薬剤による薬剤熱は例外的に遷延しえます．ただ，中止の決断や改善を待つまでの期間はモヤモヤ・ドキドキしますよね．

 ここがポイント
　　薬剤熱を疑えば休薬して経過をみる！

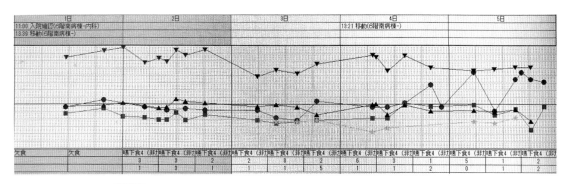

図2　比較的徐脈の経過表
青丸：体温，赤丸：脈拍，中央の線はそれぞれ37℃，90回/分を示します．
4日目の夜から熱が上昇傾向ですが，脈拍数には大きな変化はありません．

3 本物の不明熱の場合

　さて，これで適切な介入をすればすぐよくなる発熱の原因はある程度片が付きました．いよいよ"不明熱"の鑑別ですが，その前に大事なことがあります．

1) 診断がつくまでに時間がかかることの共有

　患者さん・家族は「入院したら原因が必ず見つかってすぐよくなる」と思い込んでいることもあります．"不明熱"としてアプローチする際は，早い段階で本人と家族に「原因究明までの時間がかかること」，「原因が特定できても治療が困難な可能性があること」を，あらかじめ説明しておくことも大切です．

　一般的な検索にもかかわらず"不明熱"とされてしまう疾患群はいずれも診断確定に時間を要します．仮に診断がついても，治療に長期の入院加療が必要だったり，高齢で予備能がなければ治療そのものが困難なこともしばしばです（結核，膿瘍，悪性腫瘍など）．不明熱の鑑別疾患すべての検索を行おうと思えば，検査の量は膨大で時に侵襲も伴います．いろいろ検査はしたけれども，結局診断がつかないケースも実は多いです[6]．

　実臨床ではあらかじめある程度の不確実性を共有したうえで，一般的な検査をした段階で改めてどこまで検索を進めるか，患者さんの背景も踏まえて相談していくことが多いです．発熱以外の手がかりが乏しく，全身状態が良好で，せん妄など長期入院の合併症の問題の方が大きい場合は，退院かつ外来での精査を患者さん・家族に相談することもあります．

 ここがポイント
> 入院時に診断治療が難しい可能性を患者さん・家族と共有する．

2) まずは結核，感染性心内膜炎，深部感染症らしさの否定から

　不明熱の原因は，感染症＞悪性腫瘍＞膠原病の順に多く，まず行うのは感染症の除外です[6]．安易にステロイドを投与して何を治療しているかわからなくなるようなことは避けたいですよね．そのなかでも感染管理・全身管理上緊急度の高い，結核・感染性心内膜炎らしさがないかの最低限の評価は押さえておきましょう．

　詳細は成書に譲りますが，最低限押さえてほしいのは，① 結核既往の確認，② 入院時の胸部画像の確認（空洞形成，肺尖部の結節性陰影・胸膜石灰化がないか）③ 血液培養2セットです（抗菌薬投与後であれば，休薬して取り直したり3セット採取することもあります）．結核が疑わしい場合は入院時から空気感染対策と三連痰（喀痰の抗酸菌塗抹検査を3回）を実施しましょう．局所症状が乏しい発熱患者でも，後日血液培養が陽転し起因菌が同定されることで診断に近づく経験はよくあります．

> 🔸 **ここがピットフォール**
> 患者さんが入院病棟に入る前に結核も念頭に評価を行う！

> 🔸 **ここがポイント**
> 治療前の血培2セットは必須！

3) 稀だけど厄介な疾患

　感染症以外の発熱の鑑別は多岐にわたりますので，ここでは特に厄介な不明熱の鑑別疾患を提示します．もしこれらを疑った場合，自施設ならどうアプローチするか，イメージしながら読んでみてください．

❶ 大動脈炎：PET？ 膠原病内科？

　大動脈炎には若年者に多い高安動脈炎，高齢者に多い巨細胞性動脈炎がありますが，いずれも一般的には診断確定が難しい疾患です．初期症状は慢性炎症所見のみで，血管炎を示唆する病歴が乏しく，疑わないと診断できません．しかし，診断が遅れると重篤な副作用をきたしえます（失明，腹腔内大量出血など）．

　診断は造影CT，造影MRI，FDG-PETなどが用いられますが，いずれも安易にオーダーしにくい検査です．腎機能は大丈夫か，被曝の影響，コスト，自施設で完結できないならどこに依頼するか，専門診療科にどのタイミングでつなぐべきか，慢性炎症所見しかない段階で紹介するべきか，見切り発車的に治療を開始してしまってよいものか．このようなさまざまな判断に迷うポイントがあります．皆さんの施設ではどう対応されていますか？

❷ 腹腔内のリンパ節腫脹

　不明熱精査の一貫で撮られたCTでたまたま腹腔内リンパ節腫脹が見つかった場合も非常に悩ましいです．鑑別は悪性腫瘍のリンパ節転移，悪性リンパ腫，Castleman病，POEMS症候群※などがあがります．それらの鑑別で鍵となるのはリンパ節生検ですが，腹腔内のリンパ節ですと開腹しないとできません．誰に検査・治療を相談すべきか，身近に血液内科や膠原病内科がいない医療機関だとさらに悩ましいですよね．

※POEMS症候群：Polyneurpathy（多発神経障害），Organomegaly（臓器肥大），Endocrinopathy（内分泌疾患），Monoclonal protein（M蛋白血症），Skin changes（皮膚症状）などを示す疾患.

おわりに

　非感染症による発熱を考える前に，大事なのは感染症の除外です．腫瘍や膠原病が疑わしくても，血培2セットは最低限オーダーしましょう．そして発熱でよくある疾患へのアプローチを適切にすることです．腫瘍熱や膠原病由来の発熱については，ベテランでもマネジメントに悩みます．もし経験する機会があれば，上級医がどこで悩み，どのように決断しているかを意識して，自分が主治医ならどうするかイメージしてみましょう．

文　献

1）Rosenthal AK & Ryan LM：Calcium Pyrophosphate Deposition Disease. N Engl J Med, 374：2575-2584, 2016（PMID：27355536）
2）Rosenthal AK：Clinical manifestations and diagnosis of calcium pyrophosphate crystal deposition（CPPD）disease. UpToDate, 2020
3）「ケースでわかるリウマチ・膠原病診療ハンドブック」（萩野 昇／編），羊土社，2021
　↑膠原病診療の実際のところが症例ベースで語られています．膠原病患者のフォローや診断で使えます．今年（2021年）3月に出たばかりですが，「もっと早く読みたかった！」と思いました．
4）「日常診療に潜むクスリのリスク」（上田剛士／著），医学書院，2017
　↑よく出会う薬の副作用についてエビデンスに基づいてコンパクトにまとまっています．
5）Mackowiak PA & LeMaistre CF：Drug fever: a critical appraisal of conventional concepts. An analysis of 51 episodes in two Dallas hospitals and 97 episodes reported in the English literature. Ann Intern Med, 106：728-733, 1987（PMID：3565971）
6）「卒後15年目総合内科医の診断術 ver.2」（石井義洋／著），p678，中外医学社，2019
　↑各章冒頭の症例提示がリアルで好きです．

Profile

長谷部仁美（Hitomi Hasebe）

市立福知山市民病院 総合内科
初期研修で来た福知山が気に入り早くも6年目に突入！総合診療専門医研修を終え，現在新家庭医療専門医の研修をのびのびさせていただいています．病気のマネジメントだけでなく，患者さんや家族の思いに寄り添い癒せる医者をめざしています．

川島篤志（Atsushi Kawashima）

市立福知山市民病院 総合内科
初期研修医や総合診療プログラム専攻医など若い力と一緒に，地方都市の病院総合医のロールモデルをめざして奮闘中！病棟診療はもちろん横断的チームからの質改善，一般外来も救急診療もさらには在宅診療まで対応します！オンライン勉強会への参加や当院のBlogもご笑覧ください！：http://fukugim.blogspot.com/

COVID-19を見逃さないために

亀谷航平，立花祐毅

① 発熱＝COVID-19ではない．病歴聴取・診察・検査という基本に立ち返る
② 「COVID-19らしい所見」は胸部CT画像くらいであり，COVID-19 mimickerが多数存在する

はじめに

　2019年12月に発生したCOVID-19が依然として全世界を席巻しています．「パンデミック」はもともと「pan（すべての）＋demic（人）」という意味があり，文字通り医療現場だけではなく，全世界の人々の生活が一変したのです．医療現場には毎日発熱患者さんが押し寄せますが，まるで「発熱を見たらCOVID-19と思え」という諺があるかのようなプラクティスが横行してしまっています．COVID-19に特異的な症状は少なく，その一方でCOVID-19にみえる（もしくは医療者が勝手にそうみている）が，実際はさらに恐ろしい疾患である（COVID-19 mimicker）であることもしばしばです．「発熱＝COVID-19」と思考停止せず，あくまで発熱の一鑑別にとどまるという認識を，今一度明確にしてください．

症例1：COVID-19

症例：20歳代前半 男性．**既往歴**：なし．身長167 cm，体重95 kg，BMI 34.1 kg/m²
主訴：倦怠感，呼吸困難．
現病歴・社会歴：繁華街で働いている．入院7日前より40℃近い発熱が続いており，全身倦怠感も徐々に強くなった．同様の症状を認めている同僚が2人いた．入院2日前，当院救急センターを受診し，胸部単純CTで右中肺野にすりガラス影を認めた．鼻咽頭ぬぐい液のSARS-CoV-2 PCR検査は陰性であった．アモキシシリン・クラブラン酸を内服するも解熱しないため再受診した．胸部単純CTで肺炎像は両肺野にびまん性に進展していた．SARS-CoV-2 PCR検査は陽性であり，COVID-19肺炎として入院となった．

症例1は典型的なCOVID-19肺炎の1例です．当初鼻咽頭ぬぐい液のSARS-CoV-2 PCR検査は陰性でしたが，同僚で同様の症状を呈している人がいること，繁華街で飲食業を営んでいること，すりガラス影を伴う肺炎像から検査前確率を高く見積もり，PCR検査を再検したところ陽性となりました．患者さんは20歳代前半と若年ですが，重症一歩手前まで増悪しました．こういった症例を見逃さないためには，「検査前確率の見積もり」と「PCR検査の感度」についての理解が必須です．

1　検査前確率の見積もり

検査前確率を決定する要因は「現病歴」「社会歴」「画像所見」の3点です．決まった数式があるわけではなく，ある意味「当てずっぽう」にはなりますが，経験を積むにつれ，検査前確率が推定できるようになってきます．

1）現病歴

COVID-19で入院頻度が高い症状は発熱，咳嗽，倦怠感，呼吸困難です．下痢を呈した患者さんもときどき見かけます．味覚障害，嗅覚障害については比較的特異度の高い所見なので，重点的に聴取しましょう[1]．COVID-19を含め，ウイルス疾患の臨床像は一般的に全身症状であることが特徴ですが，それぞれの症状の出現割合が高くないため，臓器特異的な症状に見えることもあり注意してください．

2）社会歴

COVID-19の濃厚接触歴やクラスターに巻き込まれている可能性のある有症状者では，検査前確率は格段に上がります．その他，周囲に同様の所見を呈した者がいる（他のウイルス疾患，マイコプラズマ肺炎なども鑑別疾患です），繁華街や航空機，新幹線などの「密」な空間への出入りも重要な社会歴です．

しかし，特に流行地域では経路不明者も多いため，「全くCOVID-19に関連する社会歴がない」場合でも流行状況に応じて積極的に検査を試みることも必要です．石垣島でも，流行期に公園で体操をしていただけで感染した高齢者を経験しています．

3）画像所見

COVID-19確定例全例で胸部X線検査，および胸部単純CTを撮影する必要はありません．特に治療不要の軽症確定例，および疑わしい症例においては，撮影は省くことも考慮しましょう．

また，現病歴，社会歴で検査前確率の見積もりが難しい場合，CTで典型的な画像を認めれば検査前確率がやや上がりますが，巧妙なCOVID-19 mimickerが多いため，**決め打ちは禁物**です．

重症確定例や，肺塞栓症，2次性細菌性肺炎など何らかの合併症を疑う場合，適宜CT撮影を考慮します．

● COVID-19の典型的な経時的画像変化（図1）

症例1における胸部単純CT画像の変遷を図1にお示しします．図1の下の段は，理解の手助けのために右S3領域のみ拡大したものです．

・発症日から5日後では，B4気管支領域には炎症は認めませんでした（図1A➡）．

・8日後には，すりガラス影に加え，これに小葉間，小葉内肥厚を伴う網状影が一気に出現しており，一部気管支血管束に沿ってconsolidationを伴っています（図1B➡）．陰影が大葉間裂（major fissure）を越えないのは，肺がんや間質性肺炎とは異なり，感染症らしい所見です．またB4，5気管支と大葉間裂（major fissure）の距離が短くなっており，肺胞障害による容積減少を如実に表しています．

・その後全体がconsolidationに変化しますが，肺胞障害の改善に伴ってconsolidationは再度すりガラス影や網状影に変化し，そのまま消退していきます（図1C→D）．B4，5気管支とmajor fissureの距離は5日後（A）の頃に戻っており，こちらも肺胞障害の改善を表しています．

これがCOVID-19の典型的な経時的画像変化です[2, 3]．

発症日から5日後　　　　　　8日後　　　　　　11日後　　　　　　18日後

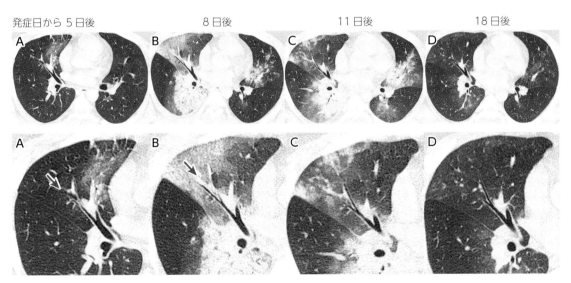

図1 COVID-19の典型的な経時的画像変化
下段：上段の拡大．

2 検査の確からしさを検討する / 考える

1 の 1) ～ 3) から検査前確率を推定し，COVID-19 が否定できないと判断した場合，PCR 検査を考慮します．ここで確認したいのが，**PCR陰性＝COVID-19に罹患していない**とはいえない点です．

PCR検査の感度は報告によってばらつきがあります．日本感染症学会（2020年10月）の報告では感度90％，特異度およそ100％という記述がみられますが[4]，現場感覚では感度はおおよそ70％ほどという印象です．要するに，明らかにCOVID-19に罹患していると思われる症例がPCR検査では陰性であることもしばしばあります．

では，検査が陰性のときに本当は感染している確率について，以下の仮定のもとに，計算してみましょう．

典型的な肺炎像を呈した濃厚接触者の検査前確率を80％と見積もったと仮定しましょう．PCR検査の感度を70％，特異度を99％とし，「PCR検査が陰性であった場合，その患者さんがCOVID-19に罹患していない確率（陰性適中率）」について考えてみましょう．

これらの条件について縦軸を感度，横軸を検査前確率として「モザイク図」に表すと，図2のようになります．

図2で考えると陰性適中率は，陰性（青色全体の面積）のうち真陰性となる確率（Bの面積）なので，

B/（A＋B）

となります．よって，「PCR検査が陰性であっても，その患者さんがCOVID-19に罹患している確率」は

1－（陰性適中率）＝A/（A＋B）…①

となります．

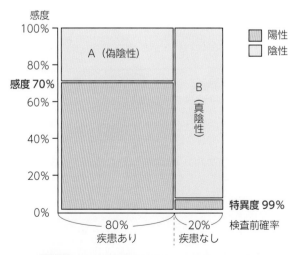

図2 検査後確率計算のためのモザイク図

　この式①を用いて計算すると，検査が陰性の場合でもCOVID-19に感染している確率は約55％と依然として高く，COVID-19を否定できませんので，検査の再検が推奨されます．2回目も陰性の場合，同様に計算するとCOVID-19に罹患している確率は約27％となり，COVID-19を否定できるかどうか，難しい判断を迫られます．陰性尤度比（後述p.983コラム※2を参照）が0.1を下回る検査は強力とされますが，COVID-19のPCR検査では0.3であり，「PCR陰性」はそれほど強力な情報ではないことを覚えておいてください[5]．

　検査前確率が20％の人に同様のPCR検査を行って陰性の場合，偽陰性の確率7.0％となり，COVID-19の除外が可能となります．偽陰性の確率をどこでカットオフ値とするかは議論があると思われますが，仮に10％以下でCOVID-19を除外できるとして（感度70％，特異度99％と仮定），表1を参考にしてみてください．

　患者さんには，「PCR陰性だと，あなたがコロナに感染していることを否定はできません．コロナに感染している確率がだいたい半分から1/3になります」と説明してみてもよいでしょう．

3　身体所見

　発熱診療において身体所見の確認は基本ですので，十分な感染対策を行ったうえで，身体所見をとりましょう．

　発熱＝COVID-19という枠組みで捉えてしまうと，感染性心内膜炎，蜂窩織炎，胆嚢炎・胆管炎，偽痛風，尿路感染症などのcommon diseasesを見逃すという残念な結果に陥ります．COVID-19と確定診断されるまでは，非COVID-19としての熱源精査を必ず行ってください．

　聴診器での診察は，COVID-19の検査前確率が高い症例では控えるか，キャップの上からアルコール消毒した聴診器を耳に当てるなどして注意して行いましょう．自験例ではすりガラス影に一致する場所にlate cracklesを聴取することが多い印象でした．明らかに肺炎を伴っていると聴診器で判断できる場合，画像評価なしでレムデシビルを投与する根拠とできるかもしれません．

表1 検査が陰性の場合に，感染している確率
（感度70％，特異度99％の場合）

検査前確率（%）		80	60	40	20
感染している確率（%）	1回目陰性	55	31	17	7
	2回目陰性	27	12	6	
	3回目陰性	10	4		

4 COVID-19 mimickerについて

COVID-19によく似たCT画像所見を呈する疾患は数多く存在します．自験例からいくつかご紹介したいと思います．

症例2：COVID-19 mimicker①

無治療で治癒するCOVID-19 mimic！ 急性過敏性肺炎

50歳代後半 男性，**主訴**：1週間増悪傾向の咳嗽，発熱，呼吸困難．

現病歴・社会歴：最近大きなホテルの粉塵が常に舞う作業現場で勤務しており，暑さ対策でファン付きの作業着を着用している．初診時の胸部CT画像（図3）では両側びまん性にすりガラス影が見られた．鼻咽頭ぬぐい液のSARS-CoV-2 PCR検査は2回陰性．

入院後4～5日目で酸素投与が不要となり，無治療で呼吸困難は急速に改善した．これらの経過から粉塵曝露による急性過敏性肺炎の診断となった．作業着のファンが粉塵を吸い込み，襟元から粉塵が直接顔面に吹きかかるようになっていたことが発症の原因と考えられた．

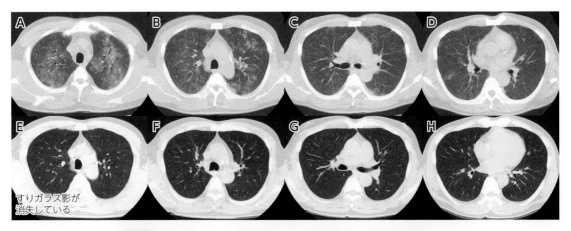

図3 COVID-19 mimicker①：急性過敏性肺炎（症例2）
A～D）入院時の胸部単純CT．びまん性すりガラス影を認める．
E～H）入院後4カ月後の胸部単純CT．すりガラス影が消失している．

症例3：COVID-19 mimicker ②

激烈な経過をたどった白血病肺浸潤

　70歳代後半 女性，**主訴**：4日前からの発熱，増悪傾向の呼吸困難.

現病歴・社会歴：発症1週間前まで孫が流行地から来て滞在していたが，孫および同居の夫は無症状. 鼻咽頭ぬぐい液のSARS-CoV-2 PCR検査は3回陰性. 初診時の胸部CT画像（図4）では，右肺優位にすりガラス影が見られた. その後血小板が7.9→6.3→5.4万/μLと毎日急激な低下傾向を認め，血液目視像で芽球細胞を5％認めた. 肺胞洗浄液から異常細胞が多数検出され，急性白血病の肺浸潤と診断された. 3日後に多臓器不全で死亡した.

症例4：COVID-19 mimicker ③

multiplex PCRで診断確定に至ったライノウイルス肺炎

　50歳代後半 男性，**主訴**：2日前からの咽頭痛，湿性咳嗽.

現病歴・社会歴：2カ月前にCOPDと離島診療所で診断され，チオトロピウム（スピリーバ®）吸入中の59歳男性が感冒症状を入院2日前から認め，救急外来受診. 低酸素血症や図5の胸部CT画像からウイルス性肺炎によるCOPD急性増悪と判断し入院加療とした. 当時のCOVID-19流行状況から，COVID-19を否定できず，鼻咽頭ぬぐい液のSARS-CoV-2抗原/PCR検査を提出するも陰性であった.

　原因ウイルス同定のため，院外にmultiplex PCRを提出し，ライノウイルス陽性となり，ライノウイルス肺炎と確定診断を得た.

　初診時の胸部CT画像を図5に示す.

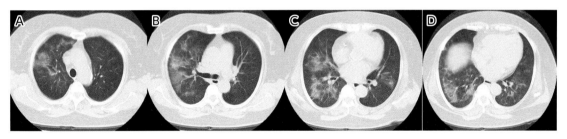

図4 COVID-19 mimicker ②：白血病肺浸潤（症例3）
右肺優位にすりガラス影を認める.

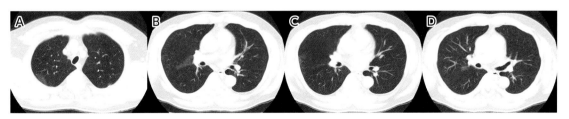

図5 COVID-19 mimicker ③：ライノウイルス肺炎（症例4）
すりガラス影を認める.

表2 肺病変を伴う代表的な COVID-19 mimicker

		キーワード	追加する検査（画像検査以外）
感染症	非COVID-19ウイルス肺炎（ライノウイルスなど）	上気道症状＋発熱	multiplex PCR
	ニューモシスチス肺炎	化学療法中，長期高用量ステロイド，CD4＜200/μL のHIV など	下気道検体 Grocott 染色，β-D グルカン，喀痰 PCR 検査
	マイコプラズマ肺炎，クラミドフィラ肺炎	乾性咳嗽など	血中抗原特異的抗体検査，ぬぐい液 PCR 検査または LAMP 法検査（マイコプラズマ）
	レジオネラ肺炎	重症肺炎，温泉，井戸水，低Na など	尿中抗原検査，喀痰ヒメネス染色
	肺結核	体重減少，盗汗，路上生活者，免疫不全など	抗酸菌染色，PCR 検査，IGRA
	細菌性肺炎	葉間裂隙を越えない陰影	喀痰グラム染色，喀痰培養，尿中肺炎球菌抗原
循環器疾患	うっ血性心不全	心機能低下，両側 butterfly shadow，体重増加	心臓超音波検査など
	肺動脈塞栓症	直近の手術，経口避妊薬，無動，胸痛，血痰など	造影 CT 検査
悪性新生物	白血病肺浸潤	血算異常（日の単位で急速に進行する場合も）	血液目視像，気管支鏡検査
	癌性リンパ管症	がん患者の進行性の呼吸困難	臨床診断が多い
	血管内リンパ腫	不明熱でよく紹介になる	ランダム皮膚生検，骨髄検査
アレルギー／膠原病	急性過敏性肺炎	大掃除，粉塵，鳥飼育，羽毛布団，加湿器，酪農業	BAL でリンパ球上昇（20％以上），肺生検など[6]
	夏型過敏性肺炎	夏季，在宅時に症状増悪，住環境のカビ，胸部単純 CT で小葉中心性のびまん性すりガラス状小結節影	BAL でリンパ球上昇，血清または BAL 液で *Trichosporon asahii* 抗原陽性
	薬剤性肺炎	新規薬剤の開始など	気管支鏡検査
	急性好酸球性肺炎	喫煙開始直後など	血中，BAL 液で好酸球上昇
	膠原病肺，血管炎，びまん性肺胞出血	膠原病，血管炎の合併など	それぞれの疾患に準ずる
	肺胞タンパク症	自己免疫性が9割（GM-CSF 自己抗体陽性），続発性は血液疾患，粉塵吸などに合併[7]	気管支鏡検査

文献3を参考に筆者ら作成.

IGRA：interferon-gamma release assay（インターフェロンγ遊離試験），BAL：bronchoalveolar lavage（気管支肺胞洗浄）

　　その他，肺病変を伴う代表的な COVID-19 mimicker は**表2**に示す疾患があります．発熱診療を「コロナフィルター」を通さず行うように心がけましょう．

　　くり返しにはなりますが，発熱＝COVID-19 ではありませんし，肺炎像＝COVID-19 でもありません．発熱，および呼吸症状を認める患者さんを診察する場合，「COVID-19 としての検査前確率の推定」と「発熱・呼吸症状の COVID-19 以外の鑑別診断」という2つの軸で同時に考えるトレーニングを積みましょう．COVID-19 mimicker には，時として

COVID-19よりも恐ろしい疾患も多く含まれます．またここには紹介していませんが，感染性心内膜炎，蜂窩織炎，胆嚢炎・胆管炎，偽痛風，尿路感染症など，COVID-19とは似ても似つかない疾患も，「コロナフィルター」を通して見てしまうと見逃されかねません．発熱というだけで苦手意識をもってしまうような残念な研修医にならないよう，研鑽を積みましょう．

> ### まとめ
> ・「COVID-19としての検査前確率の推定」と「発熱・呼吸症状のCOVID-19以外の鑑別診断」という2つの軸で同時に考える
> ・検査前確率が高い症例については，PCR検査陰性を信じすぎず，再検を考慮する
> ・現病歴，社会歴，身体所見（できる範囲で）といった発熱診療の基本に立ち返り，発熱＝COVID-19とならないようトレーニングを重ねる

【コラム】
　図を使わず，オッズ比で「検査が陰性であってもCOVID-19に罹患している確率」について計算できます．p.978と同様に検査前確率80％，検査の感度70％，特異度99％とすると
　　検査前オッズ比[※1]＝検査前確率 / (1−検査前確率) ＝ 0.8/0.2 = 4
　　陰性尤度比[※2]は (1−感度) / 特異度 ＝ 0.3/0.99 ≒ 0.3　なので
　　検査後オッズ比[※3]＝検査前オッズ比×陰性尤度比 ≒ 4×0.3 = 1.2
　　よって偽陰性の確率＝検査後オッズ比 / (1＋検査後オッズ比) ≒ 1.2/ (1 + 1.2) = 54.5％ ≒ 55％となります．

※1, 3　オッズ比とは，ある事象が起こる確率と起こらない確率の比をいいます．「検査前オッズ比」は，この場合「検査前に患者がCOVID-19に罹患している確率としていない確率の比」，「検査後オッズ比」は「検査後に患者がCOVID-19に罹患している確率としていない確率の比」を表します．

※2　陰性尤度比（いんせいゆうどひ, negative likelihood ratio, LR-）は「検査が陰性の場合，非患者に対する患者の比がどの程度変化したかを表す量」であり，(1−感度) /特異度で計算されます．陰性尤度比が0.1を下回ると，その検査で陰性であった場合非常に強い意味合いをもちます，感度70％，特異度99％の検査ではLR-は約0.3となり，「陰性でも信用できない場合がある検査」なのです．

謝辞
　CTの経時的変化の所見に関しまして，沖縄県立中部病院呼吸器内科 喜舎場朝雄先生にご監修いただきました．この場を借りて御礼申し上げます．

文　献

1）厚生労働省：新型コロナウイルス感染症COVID-19診療の手引き 第4.2版. 2021
　https://www.mhlw.go.jp/content/000742297.pdf

2）Pan F, et al：Time Course of Lung Changes at Chest CT during Recovery from Coronavirus Disease 2019（COVID-19）. Radiology, 295：715-721, 2020（PMID：32053470）

3）Guarnera A, et al：Differential diagnoses of COVID-19 pneumonia: the current challenge for the radiologist-a pictorial essay. Insights Imaging, 12：34, 2021（PMID：33704615）

4）日本感染症学会：COVID-19検査法および結果の考え方. 2020
　　https://www.kansensho.or.jp/uploads/files/topics/2019ncov/covid19_kensakekka_201012.pdf

5）Watson J, et al：Interpreting a covid-19 test result. BMJ, 369：m1808, 2020（PMID：32398230）

6）Vasakova M, et al：Hypersensitivity Pneumonitis: Perspectives in Diagnosis and Management. Am J Respir Crit Care Med, 196：680-689, 2017（PMID：28598197）

7）Inoue Y, et al：Characteristics of a large cohort of patients with autoimmune pulmonary alveolar proteinosis in Japan. Am J Respir Crit Care Med, 177：752-762, 2008（PMID：18202348）

Profile

亀谷航平（Kohei Kamegai）

国立国際医療研究センター病院 国際感染症センター フェロー
2016年東京大学医学部卒
2016～2020年 沖縄県立中部病院にて初期研修医，後期研修医
2020～2021年 沖縄県立八重山病院にて内科・感染症内科
2021年より現職
感染症の専門研修をしつつ，研修医教育に力を入れています．
COVID-19ばかり診る生活が，いつか終わると信じています．

立花祐毅（Yuki Tachibana）

沖縄県立八重山病院 総合診療科・医長 家庭医療専門医
日本列島最南端にある国際交流拠点都市，石垣島．亜熱帯気候で独特な疾患や文化がこの "やいま" にはあります．周囲をサンゴ礁に囲まれた美しい景観の総合病院で本土とは少し違う総合診療専門医をめざしてみませんか？ 脂の乗った先生方も離島で力試しにピッタリです．ホームページから病院見学など，お待ちしております．

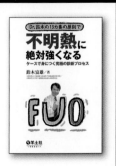

先生！ 入院患者さんが
発熱しています！

木安貴大，吉田　伸

① 緊急性（バイタルサイン）と重要性（院内感染）を常に意識しよう
② まずは感染症のfever workup！ 頻度の多いものから考えよう
③ 診断に飛びつかない！ 一度はtop to bottom approachを
④ 特に「CT検査で見つからないところ」を意識した診察をしよう

はじめに

　　入院中の病棟コールで最も多いものの1つが発熱です．皆さんも本稿のタイトルのようなコールをこれまで何度も受けていることでしょう．しかし「発熱」の一言だけではlow yieldの（診断を絞りにくい）主訴であり，いつどこまで何をすればよいのか迷うことも多いのではないでしょうか．本稿では入院中に起きた発熱に絞って研修医としてすべき項目をまとめていきます．

> **症 例**
>
> 　認知症があり普段はペースト食を介助下で摂取している寝たきりの85歳の女性．子宮筋腫の手術歴がある．誤嚥性肺炎・尿路感染症でくり返し入院歴がある．来院の1週間前より嘔気嘔吐・腹痛が出現し術後の癒着性腸閉塞の診断で同日入院した．経鼻胃管が挿入され経過は良好であった．2日前より食事が再開されたが本日夜勤帯に38.5℃の発熱があり当直医として診察を依頼された．

1 緊急性と重要性を確認する

1) まずはバイタルサイン！ 緊急性があれば上級医へ

どんな主訴でも同じですが，まずはバイタルサインを確かめましょう．急ぎでない場合は病歴聴取や身体診察に移ってよいですが，バイタルサインに異常があれば早めに上級医へ相談しましょう．

●発熱の場合はまずqSOFAで見極めよう

発熱でコールがあった場合はqSOFA（quick sequential organ failure assessment）で評価しましょう．qSOFAは主にICU外で敗血症による院内死亡リスクを予測するためのツールです．敗血症の場合は介入の遅れにより時間単位で死亡率が上昇するとされている[1]ため迅速な対応が必要です．

qSOFAは① 意識変容（GCS ≦ 14），② 呼吸数 ≧ 22回/分，③ 収縮期血圧 ≦ 100 mmHgのうち2項目以上の該当で陽性となります．2018年のメタアナリシスではqSOFAと従来使われていたSIRS（systemic inflammatory response syndrome：全身性炎症反応症候群）の診断基準で判断した際の院内死亡率を比較しており，感度：61％ vs 88％，特異度：72％ vs 26％とqSOFAの特異度は低くないが感度は高くはない，といった指摘はあります[2]．しかしqSOFAを使うとベッドサイドで簡単に敗血症リスクを評価でき，呼吸数や意識レベルなど重要ながら忘れがちな項目を思い出すきっかけにはなります．また広く知られている概念なので，特に2点以上では急変リスクを鑑みて上級医へ相談するのに役立ちそうです．

> 🖝 **ここがポイント**
> まずはバイタルサイン！ qSOFA！ 緊急の場合は無理せず上級医コールを．

> **症例の経過①**
> バイタルサインを確認したところ体温38.7℃，血圧110/80 mmHg，脈拍110回/分，呼吸数18回/分，SpO2 98％（RA）であった．意識レベルはGCS E4V4M6であったが，看護師に確認すると認知症のため普段から見当識障害があり，様子は変化ないとのことであった．qSOFAは0点であり，まずは自分で病歴や身体所見をとり，検査を行うこととした．

2) 院内感染には常に気をつけよう！

❶ 入院患者だからこそ「スタンダードプリコーション」

COVID-19の蔓延で特に意識されるようになりましたが，院内の耐性菌の拡大や院内感染の発生防止には，常日頃からの標準予防策が大切です．すべての患者さんに対して手袋やガウンは必要ありませんが，少なくとも患者さん1人の診療ごとの手洗い・手指衛生の習慣化は非常に重要です．また *Clostridioides difficile*（CD）感染者，メチシリン耐性黄色ブドウ球菌（Metchicillin-susceptible *Staphylococcus aureus*：MRSA）保菌者の診察時には手

袋・ガウンの装着（接触感染予防），インフルエンザ感染者の診察時にはサージカルマスク装着（飛沫感染予防）など，感染経路に応じた予防策を意識することが重要です（表1）[3]．発熱した時点では原因は同定できていないことが多いですが，症状や処置に応じた予防策の検討は大切です．

筆者が研修医のときに小児科ローテーションをしていた際の指導医は，RSウイルスは接触感染が主体であることから，RSウイルス感染症の患者さんを診察後には必ず手洗いを行い，アルコール綿で聴診器を拭いていました．普段から院内感染症対策を意識することの大切さを教わりました．

❷ 高リスク患者の発熱では結核は重要な鑑別である

空気感染する感染症は「結核・麻疹・水痘」です．外来でももちろん重要ですが，入院中に発生した場合は医療者・他病室の患者さんに対する感染精査・対策や，その後の追跡調査の実施など，大きな影響を及ぼします．日本の新規結核患者の登録の約6割は70歳以上であり[4]，入院患者の多くが高齢者である現代では常に意識する必要があります．研修病院ではステロイドの内服や腎不全患者など結核症の高リスクにある入院患者を担当している場合も多く，注意しましょう．

肺結核の画像所見では肺尖部やS6の陰影や空洞形成が有名ですが，特に免疫不全者では典型的な画像所見をとらない場合も多いとされています[5]．そのため結核を診断するためには疑うべき状況や高リスク群を知っておく必要があります．詳細はUpToDateのTuberculosis transmission and control in health care settingsの項[6]などを参照してみてくださ

表1　標準予防策と感染経路別予防策

	標準予防策	接触感染予防策	飛沫感染予防策	空気感染予防策
対象	患者の血液，体液，排泄物，粘膜に触れる場合	多剤耐性菌，ノロウイルス，*Clostridioides diffiicile*，疥癬など	インフルエンザウイルス，アデノウイルス，百日咳，髄膜炎菌など	結核，麻疹，水痘など
手指衛生	生体物質に触れた後，手袋を外した後，患者に触れた後			
手袋	生体物質に触れる場合	入室時に着用する	標準予防策に準じる	標準予防策に準じる
ガウン	衣服や露出した皮膚に生体物質が接触することが予想される場合	入室時に着用する	標準予防策に準じる	標準予防策に準じる
マスク	気管挿管で生体物質が顔面に飛ぶことが予想される場合	標準予防策に準じる	入室時にサージカルマスクを着用する	入室時にN95マスクを着用する
ゴーグル	気管挿管などで生体物質が顔面に飛ぶことが予想される場合			
病室	—	可能な場合は個室．個室がなければ，同じ病原体をもっている患者を同室とする	可能な場合は個室．個室がなければ，同じ病原体をもっている患者を同室とする	空気感染隔離室．上記設備がない場合，通常の個室で隔離する．ドアを閉め，患者にサージカルマスクをつけてもらう

文献3より引用．

い（表2）.「入院後に発症した誤嚥性肺炎と考えて通常の抗菌薬を使ったが改善しなかった」といった場合に一度は結核を鑑別に入れ，疑えば適切な採取環境での喀痰抗酸菌塗抹検査を検討しましょう.

なお筆者の勤める医療機関では，帯状疱疹で入院した患者さんが実は播種性帯状疱疹（「隣接する3分節以上の皮疹または原発・隣接する分節外で20以上の皮膚病変」が定義.空気感染のリスクあり）であったとわかり慌てて隔離をしたという事例もありました.「ただの帯状疱疹だから」といって油断しないようにしましょう.

またインフルエンザは空気感染こそしないものの，入院後に判明した場合は職員・患者さんに対する予防内服の適応を考える必要があります. このように，発生時の周囲への感染リスクという点で鑑別の優先順位を上げるという視点も重要です.

 ここがピットフォール
....
免疫抑制状態にある患者さんの活動性結核には気をつけよう！

表2 結核を疑う状況・結核のリスク・活動性結核への進展リスク

【結核を疑う状況】
・結核の流行地域での出生や流行地域への旅行
・既知の感染性結核症例との接触
・以前のツベルクリン反応の陽性またはインターフェロン遊離試験の陽性
・発熱，寝汗，体重減少，喀血などの随伴症状を少なくとも1つ以上伴う2〜3週間以上持続する咳嗽
・HIV感染と原因不明の咳嗽・発熱
・結核のリスクが高い状況での2〜3週間以上の呼吸器症状を含む原因不明の病気
・結核のリスクが高い状況での7日間の治療後に改善しなかった市中肺炎
・症状がない場合でも，結核のリスクが高い状況での結核を示唆する胸部X線の異常所見
【結核のリスクが高い状況】
・感染性結核患者への曝露歴
・結核菌感染症の検査の陽性
・違法薬物の使用
・結核の発生率が高い地域での出生または旅行
・無料低額宿泊所や刑務所などのリスクの高い集会環境の居住者や従業員
・結核の発生率が高い地域に住み，医学的に十分なサービスを受けていない低所得者層
【活動性結核への進展リスク】
・HIV感染症
・糖尿病
・免疫抑制状態（TNF-αなどの生物学的製剤を含む）
・慢性腎不全
・血液悪性腫瘍
・頭頸部がん
・理想体重より10％以上少ない低体重
・珪肺症
・胃切除術または空回腸バイパス術

文献6より作成.

2 Common is Common！ 入院患者の発熱は感染症から

アメリカの大学病院（約600床）で行われた研究で，入院患者の発熱の原因疾患は感染症37～74％，非感染症3～52％と報告されています（図1）[7]．入院中の発熱はまず感染症から考えましょう．

1）まずは fever workup！

❶「陰性」も大事な所見になりうる

入院患者が発熱した場合，米国では「fever workup」として，① 血液培養2セット（4本），② 尿検査・尿培養，③ 胸部X線を最低限行うよう指導されているそうですが，筆者もこれに従うようにしています．以下❷に記載した頻度の高い疾患の鑑別に役立つという以外に，① 血液培養「陰性」などの陰性所見も診断に役立つから，② 抗菌薬投与後に実施が困難だから，③ 陽性の有無で治療期間を変えるというアクションにつながるから，という理由もあります．感染源が明らかな場合や，感染症でないことが判明している場合を除き，特に慣れないうちはルーチン化してしまうこともお勧めします．

❷ 頻度の高いものを知っておく

入院中に発症した感染症のなかでも頻度の高いものとして，尿路感染症，肺炎，副鼻腔炎，血液感染症などがあります（図2）[8]．鑑別診断はよく3C（Common，Critical，Curable：頻度の高い疾患，重篤な疾患，治療可能な疾患の3つ）を考えるとよいとされていますが，入院患者でも例外ではありません．

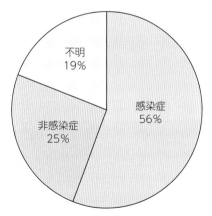

図1 院内新規発熱患者の原因
文献7を参考に作成．

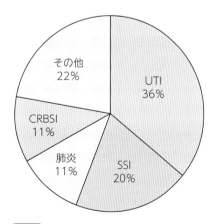

図2 入院患者の感染症の割合
文献8を参考に作成．
UTI：尿路感染症，SSI：手術部位感染，
CRBSI：カテーテル関連血流感染症．

❸ シチュエーションから考える

　入院患者ならではという状況もあります．救急外来と大きく違うのは，発熱前の経過を診療録や看護師等から得ることができるという点です．表3によくある状況と疾患についてまとめておきます．これらの疾患しか考えないのは危険ですが，鑑別にあげることは重要です．

症例の経過②

　患者さんの受け答えは認知症のためはっきりとしなかったが，明らかな結核の症状の訴えはなかった．特に病室内での流行もなく，標準予防策で診察した．日中の顕性誤嚥エピソードはなく，一通りの身体診察を行ったが熱源ははっきりしなかった．デバイスに関して，経鼻胃管に伴う副鼻腔炎の徴候はなく，尿カテーテルは使用せず排尿を確認できていた．fever workupとして血液検査（血算・生化学）と尿検査（一般・沈渣）および胸部X線撮影，血液培養2セットと尿培養を提出した．血液検査ではCRPの上昇以外に特記事項はなかった．胸部X線では肺野の浸潤影はなかった．尿のグラム染色で腸内細菌様のグラム陰性桿菌が多数存在し，尿検査では白血球3＋ 亜硝酸（＋）であった．これまでも尿路感染症をくり返していたこともあり，急性腎盂腎炎と判断して上級医へ報告し，院内発症かつ再発性でもありメロペネム点滴で治療を開始した．

2）診断の思考プロセスのシステム1とシステム2を意識できるようになろう

　診断のプロセスには直感的思考（システム1）と分析的思考（システム2）があります．システム1で考える方が迅速で効率的といったメリットがある一方で，anchoring（はじめにこれと思った診断に固執してしまう）などの認知バイアスにとらわれやすいというデメリットがあります[9]．入院中の発熱では病歴や入院後の経過などの事前情報が多く，鑑別に役立つ一方でそれらに引っ張られてしまうこともあります．特に初学者のうちは分析的にも考えるように意識しましょう．

表3 入院中によくある状況と起きうる発熱の原因疾患

状況	疾患
化学療法後	発熱性好中球減少症
手術後	手術部位感染（surgical site infection：SSI）
転倒後	骨折や血腫の吸収熱
経鼻胃管挿入中	副鼻腔炎
尿道カテーテル挿入中	尿路感染症
CVカテーテル挿入中	カテーテル関連血流感染症（catheter related blood stream infection：CRBSI）
寝たきり	褥瘡感染・骨髄炎
嚥下障害	誤嚥性肺炎・誤嚥性肺臓炎
抗菌薬投与後の下痢	*Clostridioides difficile* 感染症

❶ 基本は top to bottom approach の診察から

　熱源精査を行う場合，診断が明らかな場合でも一度は top to bottom（頭からつま先まで）診察を行うように心がけましょう（p.952参照）．こうすることで抜けが少なくなり，たとえ診断が誤っていたとしても他の鑑別を考えておけるようになり，また経過を追うなかで新たな所見が出た場合の基準にもなります．また高齢者の感染症では特異的な臓器症状が目立たないこともあり，他に明らかな熱源がないことを確認する意味でも大切です．

❷ 入院中の発熱の「7Ds」

　入院中の発熱のうち，見逃されやすいものをまとめたものに「7Ds」という語呂合わせがあります（表4）．「7Ds」のなかでも Drug の診断は難しく，新規に開始したものが疑われますが，発症まで24時間〜数カ月（中央値は8日）と多彩であり定期内服薬が原因であることもあります[10]．聖路加国際病院アレルギー膠原病科の岡田正人先生は薬剤熱の特徴として「比較三原則：比較的元気，比較的徐脈，比較的CRP低値」を提唱[11]しており鑑別に役立ちます．被疑薬の中止を検討し，その後の解熱（多くは72〜96時間以内）を確認しましょう．Clostridioides difficile（CD）感染症を考えた場合はCD抗原とCDトキシンを提出することになりますが，偽陽性を防ぐために基本的には Bristol stool scale 5以上の下痢がある場合にのみ提出するようにしましょう．

❸ 「熱源精査のCT検査」で見つかるもの，見つからないもの

　診断には病歴・身体診察・検査を総合して行うことは当然ですが，病歴や身体所見の方が診断に寄与するものと，検査所見が大きな手がかりになるものがあります．例えば深部膿瘍などはCT検査の普及により発見率が向上し，不明熱の原因としては頻度が減っているとされます[4]．

　一方で特に皮膚・神経・骨・関節・口腔内/歯といった臓器は身体診察で積極的に確認しなければ，検査では見つからなかったり，対応する検査を提出できなかったりする場合があります．造影CT検査を撮影した後にベッド移乗させようとして下肢に蜂窩織炎を見つけた，といった事態は避けたいものです．筆者の施設では認知症の患者さんが発熱・単

表4 入院中の発熱の原因で見逃しやすい「7Ds」

Device	医療機器
Clostridioides Difficile	CD感染症
Drug	薬剤
Decuvitus	褥瘡
Deep venous thrombosis（DVT）	深部静脈血栓症
calcium pyrophosphate Dihydrate	偽痛風
Deep abscess	深部膿瘍

関節炎を発症し，偽痛風を疑って膝関節穿刺をしたら血性の関節液で，最終的にX線撮影で骨折を認めたという症例もあります．くり返しますが，高齢者では病歴がうまく取れないことも多く，安価で侵襲性が少なく・くり返し取ることのできる身体診察は重要です．

> **症例の経過③**
>
> メロペネム点滴による治療開始から4日経過したが38℃台の発熱が持続し，炎症反応も高値が持続した．尿培養の検査では抗菌薬感受性の良好な *Escherichia coli* が検出されており，追加の画像検査で膿瘍形成や水腎症などの尿路閉塞はなかった．上級医と相談し，再度7Dsを意識して診察を行ったところ，自発痛はなかったが頸部の回旋で再現性のある疼痛の訴えを認めた．頸部の単純CTを撮影し偽痛風（crowned dens syndrome）の診断となった．腎機能は保たれておりNSAIDsで治療を開始したところ翌日には解熱し頸部の疼痛も消失した．

おわりに

入院中と入院外の最も大きな違いは何でしょうか．それは「入院中は経過を詳細に追える」ということです．入院中の発熱では「咳嗽が出てきたので受診しました」というわけにはいかず，症状が揃っていない段階での診察となり，鑑別に苦慮する場合も多いでしょう．特に高齢者では症状が出にくいことも多く，最初は誤った診断をしてしまうかもしれません．それでもくり返し所見をとり経過を追うことで，いつか患者さんから答えを教えてもらえる日が来るのではないでしょうか．

文 献

1）Kumar A, et al：Duration of hypotension before initiation of effective antimicrobial therapy is the critical determinant of survival in human septic shock. Crit Care Med, 34：1589-1596, 2006（PMID：16625125）

2）Fernando SM, et al：Prognostic Accuracy of the Quick Sequential Organ Failure Assessment for Mortality in Patients With Suspected Infection: A Systematic Review and Meta-analysis. Ann Intern Med, 168：266-275, 2018（PMID：29404582）

3）「Gノート増刊 Vol.3 No.2 総合診療力をググッと上げる！感染症診療」（濱口杉大/編），羊土社，2016

4）厚生労働省：平成30年 結核登録者情報調査年報集計結果について
https://www.mhlw.go.jp/content/10900000/000538633.pdf

5）「レジデントのための感染症診療マニュアル 第4版」（青木眞/著），医学書院，2020

6）Zachary KC：Tuberculosis transmission and control in health care settings. UpToDate, 2019

7）Arbo MJ, et al：Fever of nosocomial origin: etiology, risk factors, and outcomes. Am J Med, 95：505-512, 1993（PMID：8238067）

8）Klevens RM, et al：Estimating health care-associated infections and deaths in U.S. hospitals, 2002. Public Health Rep, 122：160-166, 2007（PMID：17357358）

9）「診断戦略 診断力向上のためのアートとサイエンス」（志水太郎/著），医学書院，2014

10）Mackowiak PA：Drug fever: mechanisms, maxims and misconceptions. Am J Med Sci, 294：275-286, 1987（PMID：3310641）

11）岡田正人：第6回薬物アレルギー．「Dr.岡田のアレルギー疾患大原則＜第2巻＞（DVD）」，Care Net，2008

Profile

木安貴大 （Takahiro Kiyasu）

飯塚・頴田 総合診療専門研修プログラム
山口県生まれ・山口県育ち・山口大学出身．総合診療専門医をめざ
し，初期研修から福岡県の飯塚病院で過ごしています．将来は日本の
総合診療を盛り上げるため山口県での教育に力を入れたいと考えてい
ます．ぜひ皆様のお力添えをいただければ幸いです．

吉田　伸 （Shin Yoshida）

飯塚病院 総合診療科／頴田病院 総合診療科
改正育児・介護休業法がこの6月3日に成立し，男性の育休希望につ
いて確認することが企業の義務になりました．実は私，自分の科で最
初の配偶者育児休暇の取得者です．10年前の文化が違うなか，勤務
調整をくださった当時の上司に感謝です．

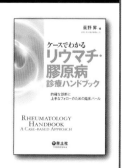

熱を下げることの メリット，デメリット

京谷　萌，一瀬直日

① 発熱により，酸素消費量の増加や頭痛，精神異常などの随伴症状が出ることがある

② 発熱を軽減させることで，感染症の改善や診断が遅れる可能性は低い

③ 解熱薬はアセトアミノフェンやNSAIDs を用いるが，処方する薬剤の副作用はチェックしておく

④ 発熱物質やサイトカインを介さない高体温に対する解熱薬は意味がない

⑤ 特殊な解熱薬の使い方として，腫瘍熱にはナプロキセンが効果がある

はじめに

　　私たちが患者さんの熱を下げてあげようと思うのはなぜでしょうか？それは過去に自分が発熱したときの解熱治療で楽になったという経験に基づいているからかもしれません．ただ，熱をどうやって下げるか，そして下げたときに気をつけることは何かについて，十分理解しておく必要があります．

症 例

　　80歳代女性．入所している施設職員から，病院の救急外来に相談の電話があった．38℃の発熱があるものの，本人から症状の訴えはなく，見た目も特記すべきことはない．膀胱炎の既往があり，そのときと様子が似ているので抗菌薬だけを出してほしい，という相談だった．救急外来の受診を勧めたが近隣の家族が入院中で，本人を連れての来院が難しい．施設職員のみの来院であれば，なんとか可能だという．

1　熱を下げることのメリット（＝発熱による弊害）

　発熱であれ，高体温であれ，体温の上昇は酸素必要量を増やします．具体的には，37℃から1℃上がるごとに酸素消費量は13％増加します[1]．健康な人でもしんどいと思うのに，基礎疾患に心不全や呼吸不全がある人は，発熱だけで増悪する可能性があります．器質的な脳疾患のある患者さんでは，精神異常を引き起こすことがあります．例えば，認知症のある人は，認知症状やその周辺症状が悪化する可能性があり，訴えがさらにわかりにくくなるかもしれません．

　また，発熱に伴って，頭痛や筋肉痛，関節痛が出現することがあります．これらも解熱するだけで改善する可能性が高いです．

　このように発熱にはさまざまな弊害があります．解熱治療には，酸素必要量を元に戻す，あるいは基礎疾患の増悪を防ぐといった意義があります．

2　熱を下げることのデメリット（＝発熱による利益）はあるのか？

　逆に，解熱してはいけない病態があるのかと言われると，2点の懸念があります．

　1つ目は体温が上がることで免疫応答機能が活性化するという点で，体温の上昇によって殺菌作用が増加するという報告があります[1]．ただこの報告は試験管内のことで，実際にヒトの体において発熱が回復を促進させたり，免疫システムを補助したりするといった研究や報告は今のところないようです[1]．現段階では，発熱やそれに伴う症状を軽減することで，感染症の回復は遅延しない，といわれています．

　2つ目は，解熱治療が発熱原因の診断を遅らせるという懸念です．医学生のときに，『熱型』（発熱の時間変化の型を分類したもの）による鑑別疾患を頭に詰め込んだ記憶があるかもしれません．ただ，実際に熱型を観察することで診断に行き着きやすくなるというのは珍しく，むしろほとんどないといわれています[1]．例えば，Hodgkinリンパ腫も，特異的な日差変動を示すといわれていますが，これは実験上で制限された特殊な条件下でのことで，熱型による診断的価値は“微妙”といったところでしょう．実際は，特徴的な熱型があってもなくても，鑑別疾患は否定しきれず，プロブレムリストには最後まで残るでしょう．

> ### ここがポイント
> ・発熱による弊害は多岐にわたる
> ・熱を下げることのデメリットは少なく，下げた方がよい
> →38℃まで上がるときは，解熱薬を使用することを考えよう！

3 熱を下げるために何を使うのか

解熱薬による解熱効果は，シクロオキシゲナーゼ（COX）を阻害することで発揮され，その強さは脳内でのシクロオキシゲナーゼの阻害力と直接的に関係しています（図）.

1）アセトアミノフェン

解熱薬として最も多く使われる薬剤はアセトアミノフェンです．他にはNSAIDs（非ステロイド性抗炎症薬）がありますが，副作用や剤形，高齢でも小児でも使いやすい点から，アセトアミノフェンが多用されます．

アセトアミノフェンは末梢組織でのシクロオキシゲナーゼ阻害力が弱く，著明な抗炎症作用はありませんが，脳内で酸化されてシクロオキシゲナーゼ活性を阻害し，解熱作用を発揮します．また，血小板や消化管，腎機能などへの影響がNSAIDsと比べて少ない傾向にあります．剤形も錠剤，細粒，座薬とさまざまで，内服困難・内服不可でも服薬可能です．多くの病院が豊富な剤形を採用していると思われます．これは，小児でも使用しやすいという点が大きいでしょう．

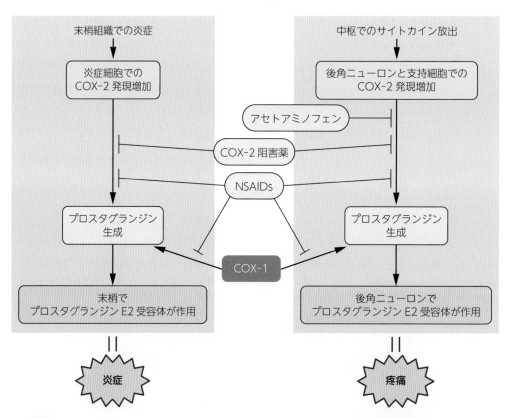

図 アセトアミノフェンとNSAIDs（非ステロイド系抗炎症薬）の薬理学的作用の違い

【処方例】
① アセトアミノフェン（カロナール®）錠　1回 300 mg〜1,000 mg　発熱時（成人の場合，1回 500 mg が多いです）
　　※ 38.5℃以上，6〜8時間あけて内服
② アセトアミノフェン（カロナール®）細粒　1回 200〜300 mg　発熱時
③ アセトアミノフェン（アルピニー®）座薬　1回 200 mg　発熱時
※小児の場合は，体重を測定するか，あるいは最近の体重を確認し，10〜15 mg/kg になるように処方します．座薬で適切な用量がない場合，半分に切って処方します．

・ アセトアミノフェンは，大量に（1日2,400〜4,000 mg以上）内服しすぎると，肝障害を起こすことがあります[2, 3]．『1日3回まで』や『6〜8時間あけて』と処方せんのコメント欄に記載すると，副作用を少なくできる可能性が高くなります．市販のかぜ薬にはアセトアミノフェンが含まれていることが多いので併用することには注意が必要です．また，500 mg錠は剤形が大きいので，嚥下障害がある人には200 mg錠や細粒・座薬の選択肢を考えてもよいかもしれません．

 ここがポイント
　　内服上の注意は，患者さんに口頭で伝えるだけではなく処方せんのコメント欄（フリーコメント）への記入を！

2）NSAIDs

　　患者さんのなかにはNSAIDsを希望する人がいるでしょう．NSAIDsとしてはロキソプロフェン（ロキソニン®）などがあります．よく知られている副作用は，消化管潰瘍や血圧上昇です．

　　特に消化管潰瘍は，プロスタグランジン製剤，プロトンポンプ阻害薬（PPI），H_2受容体拮抗薬を併用することで予防効果が示されています[4]．慣習上，粘膜保護剤〔レバミピド（ムコスタ®）やテプレノン（セルベックス®）など〕をNSAIDsと同時に処方することも多くみられますが，現段階ではサンプルサイズが小さいランダム化比較試験が1つ[5]あるのみで，NSAIDsによる消化管潰瘍の予防効果があるというにはエビデンスが不足しています．

　　NSAIDsを処方するときは，病歴聴取で腎機能障害の有無，あるいは，診療録で血清クレアチニン値をチェックしておきます．その他の副作用としては，血小板減少などが知られています．自分が処方する内服薬の drug information（DI）は必ず一度はチェックしておきましょう．

【処方例】
① ロキソプロフェン（ロキソニン®）　60 mg　1回1錠　発熱時
※ 38.5℃以上，1日3回まで，8時間あけて内服

血清クレアチニン値が基準値範囲内でも，高齢者では（筋肉量不足などで）実際の腎機能は悪いことがあるので，アセトアミノフェンを選択することが圧倒的に多いです．できれば，NSAIDsを内服する前に体温を測定するように説明しましょう（患者さんのなかには，体温を測定せずに熱っぽいからという自覚症状だけで解熱薬を内服してしまう方もいます）．

4 アセトアミノフェンやNSAIDsで効果がない熱

解熱薬は一時的に熱を下げますが，やはりその原因疾患そのものが解決されないままでは，薬効が切れたタイミングで体温は上昇してきます．

一方，発熱物質やサイトカインを介さない高体温に対しては，解熱薬は意味がないため，熱放散による物理的な体温の急速低下を図ったり，高体温の原因を特定したほうがよいでしょう[1]．

その他，特殊な解熱薬の使用として，腫瘍熱にはナプロキセン（ナイキサン®）が有効です．ナプロキセンテストでは，3日間ナプロキセンを内服し，急速・持続的に解熱する場合は陽性で，腫瘍熱の可能性が高い[6]と報告されています．といっても，これは検査前確率が非常に高い条件なので，限られた条件…つまり腫瘍熱の可能性が非常に高いときに限り，ナプロキセンを試してみるのは有用でしょう（もちろん投与開始後は必ずフォローしましょう）．なお，メタ解析でも腫瘍熱に対するナプロキセンの解熱効果は高いことが示されています[7]．

【処方例】
ナプロキセン（ナイキサン®）錠　1回100 mg　1日3回　毎食後
※胃腸副作用予防として，PPIの併用が望ましい．

5 発熱の対応の実際

ここまで，解熱薬の使い方やその効果について述べてきましたが，臨床の実際に照らし合わせてみます．

冒頭の症例で，くり返す尿路感染症の既往がある高齢女性に対して，尿検査を確認したうえで，施設職員と対応を相談することになりました（施設のシステム上，これはすべて特別対応だったそうです）．尿検査では尿路感染症を疑う所見はなく，その夜はアセトアミノフェン内服のみで過ごすこととし，翌日以降，早めに受診するようにお願いすることになりました．

翌々日に，遠方に住む家族とともに外来を受診し，熱源精査目的に入院となりました．入院後，悪性腫瘍の多発転移がわかり，発熱の原因は腫瘍の尿管閉塞による腎盂腎炎および腫瘍熱の複合と考えられました．ナプロキセンは悪心症状が強く内服できませんでした

が，抗菌薬投与および尿管閉塞の解除，悪性腫瘍による症状緩和目的のステロイド投与で解熱しました．

文　献

1）Dinarello CA & Porat R：Pathophysiology and treatment of fever in adults．UpToDate, 2018
　　https://www.uptodate.com/contents/pathophysiology-and-treatment-of-fever-in-adults

2）昭和薬品化工，他：アセトアミノフェン製剤 特定使用成績調査 最終集計結果．2014
　　http://www.nihon-generic.co.jp/medical/search/files/ACEPO_GPSP_1411.pdf

3）Burns MJ, et al：Acetaminophen（paracetamol）poisoning in adults：Pathophysiology, presentation, and evaluation. UpToDate, 2020
　　https://www.uptodate.com/contents/340

4）Rostom A, et al：Prevention of NSAID-induced gastroduodenal ulcers. Cochrane Database Syst Rev：CD002296, 2002（PMID：12519573）

5）Gong Y, et al：Teprenone improves gastric mucosal injury and dyspeptic symptoms in long-term nonsteroidal anti-inflammatory drug users. J Gastroenterol Hepatol, 34：1344-1350, 2019（PMID：30681185）

6）Chang JC & Gross HM：Utility of naproxen in the differential diagnosis of fever of undetermined origin in patients with cancer. Am J Med, 76：597-603, 1984（PMID：6711574）

7）Zhang H, et al：Naproxen for the treatment of neoplastic fever：A PRISMA-compliant systematic review and meta-analysis. Medicine（Baltimore）, 98：e15840, 2019（PMID：31145329）

参考文献

1）一瀬直日：NSAIDs：どんな薬？薬局で買えるの？副作用や使えない人は？ お医者さんオンライン，2020
　　https://www.premedi.co.jp/%E3%81%8A%E5%8C%BB%E8%80%85%E3%81%95%E3%82%93%E3%82%AA%E3%83%B3%E3%83%A9%E3%82%A4%E3%83%B3/h00656
　　↑NSAIDsについての解説があり，わかりやすいです．

Profile

京谷　萌（Moe Kyotani）

兵庫県地域医療総合診療専門医プログラム所属
2015年卒業．2021年3月まで赤穂市民病院 総合診療科に所属，4月から兵庫県立丹波医療センターに勤務．終末期医療や在宅医療に興味があります．

一瀬直日（Naohi Isse）

赤穂市民病院 総合診療科
P.932参照

特集関連バックナンバーのご紹介

特集とあわせてご利用ください!

2020年2月号(Vol.21 No.16)

外来診療をはじめよう

救急や病棟とは一味違った診療プロセスを意識して、
一般外来患者さんを上手に診よう!

石丸裕康／編

□ 定価 2,200円(本体 2,000円+税10%)　□ ISBN 978-4-7581-1638-1

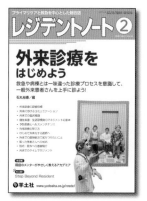

読者の声

- 「外来診療のエッセンスがぎゅっと詰まっていました」
- 「予防医療や地域連携などの話を網羅するのみならず，看護師や薬剤師からの記事も載っており，大変勉強になりました」

2020年10月号(Vol.22 No.10)

救急でもう騙されない！ ミミックとカメレオン

紛らわしい疾患たちを見抜いて正しく診断・対処する

松原知康，宮崎紀樹／編

□ 定価 2,200円(本体 2,000円+税10%)　□ ISBN 978-4-7581-1650-3

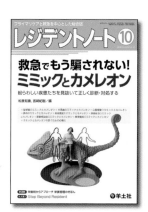

読者の声

- 「ERでcommon，criticalな疾患群をどう鑑別していくか，どんなときに見落としやすいかが記され，大変勉強になりました」
- 「わかっているつもりでも状況によっては見逃してしまいそうな疾患について，とてもよい復習ができました」

増刊2019年2月発行(Vol.20 No.17)

免疫不全患者の 発熱と感染症をマスターせよ！

化学療法中や糖尿病患者など、
救急や病棟でよくみる免疫不全の対処法を教えます

原田壮平／編

□ 定価 5,170円(本体 4,700円+税10%)　□ ISBN 978-4-7581-1621-3

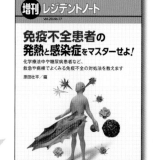

読者の声

- 「ややマニアックなテーマながら押さえるべきポイントがしっかり学べる，いざという時に非常に頼れる1冊だと思います」
- 「診療科によらず，免疫抑制薬を使用中の患者を診ることが増えており，知識がないと重大なアウトカムになるので，役立ちました」

 詳細は **レジデントノート** HPで！

最新情報もチェック ▶ **f** residentnote　**🐦** @Yodosha_RN

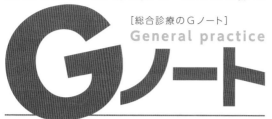
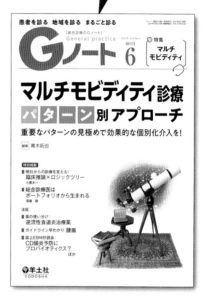
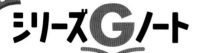

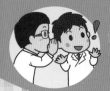

シリーズ編集／五十嵐 岳（聖マリアンナ医科大学 臨床検査医学講座）

第53回　*C. difficile* 迅速検査結果の解釈はdifficult!!

上蓑義典

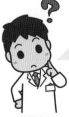

入院患者さんが下痢を起こしてしまったので，偽膜性腸炎を疑ってCDトキシン検査を提出したら，「トキシン陰性だけれど抗原陽性」と言われたんですよ．
これって偽膜性腸炎と診断して…よいのでしょうか？

研修医 臨くん

なるほど．それは*Clostridioides difficile*が存在している可能性が高いけれど，さらに追加検査をしないと下痢の原因か否かはわからないね．

けんさん先生

 解 説

● *Clostridioides difficile* 関連下痢症（CDAD）とCDトキシン検査

　　入院患者に起こる下痢といえば，*C. difficile*を原因として考えなければいけないよね．

　　*C. difficile*はグラム陽性芽胞形成性桿菌で，腸管内で毒素産生することにより下痢症をはじめとした病態を起こすんだ．偽膜性腸炎が有名だけれど，偽膜形成していなくても下痢の原因になることもよくあり，偽膜性腸炎は*C. difficile*感染症（CDI）の1つの病態と考えた方がいいよ．だからCDIとか*C. difficile*関連下痢症（CDAD）といった方がより正確だね．

　　CDADを疑ったときにまず行うべき検査は*C. difficile*毒素検出検査（CDトキシン検査）だね．現在，イムノクロマト法を用いた迅速検査が普及していて，患者の下痢便中の*C. difficile*毒素を直接，非常に簡単な操作で迅速に検出できるようになったよ．

　　この検査で陽性になれば，CDADの原因そのものである毒素が存在するという証明になるため，CDADと診断できる．ただこの検査，特異度96.9％と高いものの，感度が78.6％とあまりよくないんだ[1]．だから**CDトキシン検査陰性でも，CDADは否定できない**んだ．

● *C. difficile* GDH抗原検査

　　CDトキシン検査の感度を補うための方法としてGDH抗原検査がある．これは，*C. difficile*の有するグルコース脱水素酵素（glucose dehydrogenase：GDH）に特異的な抗体を用いて実施する迅速抗原検査で，現在市販のキットはほとんどCDトキシン検査とGDH抗原検査がセットになっているんだ（図1）．GDH抗原検査は感度が非常に高く，研究にもよるけれど陰性反応的中率は99％以上であるため，GDH抗原検査陰性であればCDADは**基本的には否定してよい**．ただ問題としては，*C. difficile*には**毒素非産生株があるため，GDH抗原陽性でも*C. difficile*の単なる保菌の可能性もありCDADとは診断できない**んだ．

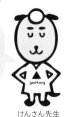

図1 CDトキシン・GDH抗原検査キットの例
写真提供：アボット ダイアグノスティクス メディカル株式会社

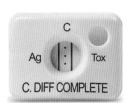

● CDトキシン検査陰性・GDH抗原検査陽性時の対応

　CDトキシン検査陰性でGDH抗原検査陽性のときは，毒素を確かめる追加の検査が必要になる．1つの方法がNAAT（nucleic acid amplification test：核酸増幅検査）だね．現在GeneXpert®，BDマックス™，GENECUBE®などの全自動遺伝子検査装置向けに試薬が販売され利用できるようになっており，便中のCDトキシン産生遺伝子の有無を簡単な操作で1時間程度で検出できるんだ．感度は各社とも良好であり，NAAT陽性となれば臨床背景にもよるけれどCDADと診断できる．

　もう1つの方法が，Toxigenic Culture．CCMA培地という培地上で選択的嫌気培養を行いコロニーを得た後，そのコロニーに対して再度CDトキシン検査を行う方法なんだ．C. difficileのコロニーであった場合は含まれる毒素の量が増えるため，CDトキシン検査の感度は飛躍的に高くなる．だからToxigenic Cultureが陽性ならばCDAD，陰性ならばCDADではないと診断できるね．

　現在NAATが利用可能な施設ではより迅速なNAATの実施を，利用できない施設ではToxigenic Cultureが推奨されているよ（図2）．

図2 *C. difficile* 検査のフロー

迅速診断キットでGDH・トキシン検査を行い，その結果に基づいてNAATを組み合わせるアルゴリズムである．

一般的にGDHの感度はある程度高いことが知られており，GDH陽性・トキシン陽性はCDI，GDH陰性・トキシン陰性の場合CDIは否定的となる．一方，糞便検体におけるトキシン検査の感度は低いことから，GDH陽性・トキシン陰性の結果では，トキシン産生株と非産生株を区別することはできない．したがって，GDH陽性・トキシン陰性結果の検体を対象として，NAAT法を行うことにより，トキシン産生であれば病態とともにCDIを判断し，トキシン非産生であればCDIは否定的で抗*C. difficile*薬は不要であり，下痢として他の原因を考慮することとなる．
文献2より引用．

NAAT検査ができない施設では選択的嫌気培養を行い得られたコロニーに対しCDトキシン検査を実施する．

今月のTips!

CDトキシン検査陰性・GDH抗原検査陽性の場合にはNAAT検査かToxigenic Cultureを依頼しよう！

参考文献
1）Kawada M, et al：Evaluation of a simultaneous detection kit for the glutamate dehydrogenase antigen and toxin A/B in feces for diagnosis of Clostridium difficile infection. J Infect Chemother, 17：807-811, 2011（PMID：21725661）
2）日本化学療法学会 日本感染症学会 CDI診療ガイドライン作成委員会：*Clostridioides*（*Clostridium*）*difficile* 感染症診療ガイドライン. 2018

※連載へのご意見，ご感想がございましたら，ぜひお寄せください！また，「普段検査でこんなことに困っている」「このコーナーでこんなことが読みたい」などのご要望も，お聞かせいただけましたら幸いです．rnote@yodosha.co.jp

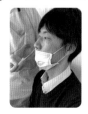

今月のけんさん先生は…
慶應義塾大学医学部臨床検査医学の上蓑義典でした！*C. difficile* は1935年に命名当時，分離が難しかったため「difficile」と名付けられましたが，培養も遺伝子検査も容易に可能になり，その対策は着々と進化していますね．
←検体採取マニュアル用撮影時の写真.

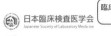
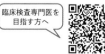

臨床研究サマーセミナー：京大MCR教授陣と学ぶ（ウェビナー）参加者募集のお知らせ

【目的】臨床研究について本格的に学びたい、最新状況を知りたいという声は、日本の臨床医の間で大変良く聞かれるようになりました。しかしながら、体系的に臨床研究を学ぶために臨床の現場経験を中断することや、国内留学での大学院入学へのハードルは、依然として高い状況です。そこで、臨床研究に関心のある臨床医向けに、最先端の一端に触れていただこうと考え、本企画を立案しました。

【内容】2005年以降日本の臨床研究教育をリードする、京都大学の臨床研究者養成（MCR；Master of Clinical Research）コースのエキスパート教授陣によるミニレクチャーと、グループワーク形式のワークショップによるウェビナーを通じて、臨床研究の最新状況や考え方に触れ、今後のキャリア形成の一助にしていただければと思います。

・開催日時：2021 年 8 月 29 日（日）10：00-18：30（9：45開場）
　　　　　　　　※終了後、自由参加によるウェブによる講師陣との懇談会を開催します。
・会場：Zoom会議室による遠隔開催
・対象： 臨床研究に興味のある医師（原則終日出席できる方のみ）
・定員：70名程度

【講師、ミニレクチャータイトル】

石見 拓　教授　「MCRで作り上げたエビデンスで世界の蘇生ガイドラインが変わった！
　　　　　　　　胸骨圧迫のみの心肺蘇生の有効性を示す論文の作成過程と社会実装の試み」
山本 洋介 教授　「健康関連QoL 臨床研究への活用法」
中山 健夫 教授　「診療ガイドラインの今・これから」
今中 雄一 教授　「医療の質と経済性」
古川 壽亮 教授　「メタアナリシス、ネットワークメタアナリシス、個人データ（ネットワーク）メタアナリシス」
川上 浩司 教授　「医療リアルワールドデータ、ライフコースデータ基盤の構築と、大規模データの臨床疫学や予防医学への活用」
近藤 尚己 教授　「患者の孤立・孤独・貧困に着目した医療とその評価」

【グループワーク内容（予定）】

1. 臨床研究論文の批判的吟味
2. 臨床研究をデザインしよう

・申込方法：webあるいは掲載QRコードからお申込みください。申し込みの締め切りは 8月19日です。

申込URL：https://forms.gle/9ciVUk7N5jBSjRm38

お申し込み後、お手続についてご案内いたします。なお、グループワークでは事前の予習も必要となりますので、お手続き後にご案内いたします。

・問い合わせ先： 京都大学MCR 事務局：mcr（あっとまーく)mail2.adm.kyoto-u.ac.jp

病棟コールの対応、おまかせください！

当直明けの振りかえりで力をつける！

当直中，突然やってくる病棟からのコール．
どんなときでも慌てずに，自信を持って対応するためのポイントをやさしく解説します．

藤野貴久
聖路加国際病院 内科

第5回 血圧低下に対応しよう①

はじめに

　　今回から2回にわたって，血圧低下（いわゆる"ショック"）を取り上げます．SpO2低下と並んで緊急病態の1つであり，いつ起こっても対応できるように習熟しておく必要があります．しかし闇雲に対応を覚えるのみならず，各病態を理解しておくと初期対応や鑑別がスムーズに進みます．今回と次回（2021年9月号）で可能な限りのエッセンスをお伝えしますのでお楽しみに．

　　では，今回もチーフレジデント（CR）と初期研修医1年めの先生（J1）とのやりとりから見ていきましょう．

■ 当直明けのJ1が内科医局CR席へやってくる

J1：CR先生，お疲れさまです．振り返りをお願いします．

CR：お疲れさまです．まず振り返りたいコール・症例はあるかな．

J1：何といっても血圧低下のコールです！ はじめて当直で血圧低下の経験をしたので，怖かったです．でも上級医の先生に助けていただきながら，何とかICU入室までこぎつけることができました．

CR：血圧低下は非常に緊急性が高く，かつ間違えのない確実な対応が必要になる．上級医のサポートがありつつも，自分でICU入室が必要かどうか判断してICU入室へつなぐことができたのは素晴らしい経験だね！ この経験を無駄にしないように，振り返りをしようか！

J1：よろしくお願いします！

症例

85歳の女性．10日前からの頻尿，3日前からの食欲低下，嘔気を主訴に当院救急外来を受診し，複雑性尿路感染症の診断で各種培養を採取したうえでセフトリアキソンで治療を開始されていた．その他の既往歴には，1カ月前に市中肺炎で2週間の入院歴あり，2型糖尿病，高血圧，脂質異常症などがある．

入院2日目の19時頃，患者から気分不良のナースコールがあり，バイタルサインを測定すると39℃の発熱と血圧低下，頻脈を認めたため，内科当直コールとなった．その際のバイタルサインは以下の通り．

意識 JCS I -3，体温39℃，血圧80/30 mmHg，脈拍数120回/分，洞性頻脈，呼吸数30回/分，SpO2 100 %（室内気）

■ 内科医局CR席にて

CR：J1先生は今回のコールを受けてどのように動いたかな？

J1：まずはABCを評価しました．開眼しており声掛けに対して発声して返事ができており，またSpO2低下もありませんでした．AirwayとBreathingは保たれていると考えました．

CR：よいですね．SpO2は頻呼吸で100 %まで上がってしまっている．Breathingが大丈夫というよりも，その頻呼吸をきたしている原因を探っていく必要があるね．Circulationはどうかな．

J1：そこでつまずきました．入院時の血圧は140/65 mmHgでしたので，明らかに血圧は下がっていました．でもそれ以外にCirculationを評価する方法がぱっとわからなくて．血圧が低いからショックだろうくらいしか考えていません．

CR：普段の血圧と比較することは重要です．この患者さんの場合は，入院時の血圧よりもかなり下がっているよね．でももしかしたら入院時の血圧が異常に高く，普段は血圧がこの程度の値なのかもしれないよね．そこを自信をもって，「ショックだから緊急の対応が必要です」と言い切るためにさらなる勉強と経験が必要なんだ．

J1：はい．今回の症例で身に沁みました．ぜひ一緒に振り返ってください．

血圧低下はショックと同義ではない

　血圧低下とは，読んで字のごとく「値としての血圧が下がること」です．ではショックとはどういう意味でしょうか．「血圧が下がることじゃないの？」と思う研修医の先生方も多いでしょう．しかし，その考えは誤りです．

　かの有名なハリソン内科学[1]には以下のような定義があります．

　「ショックは組織灌流が十分でないために生じる臨床症候群である．原因のいかんにかかわらず，低灌流によって酸素とエネルギー基質の需給バランスが崩れ，細胞機能障害を引き起こす．

～中略～ショックの臨床症状は，低灌流に対する自律神経系内分泌応答はもちろんのこと，重篤な細胞機能障害によって誘導された臓器機能崩壊の結果でもある」

これを私なりに簡略化すると，以下となります．皆さんは次の定義で覚えておいてください．

> 「ショックとは，酸素需給バランスの障害（主に組織低灌流）により，細胞・組織低酸素状態に至った状態」

です．注目すべきはこの定義のなかには血圧は一切含まれないことです．血圧が高くても，正常でも，組織低酸素の状態に陥っているのであれば「ショック」といえるでしょう．

酸素供給量と酸素需要のバランスが大事

図1の3つの式を見てください．1番上の式は非常にシンプルですが，ショックの本質を表している式です．酸素の需給バランスが崩れることで，ショックとなります．

2番目の式も，この連載の読者なら馴染みのある式でしょう．酸素運搬量（Delivery O2：DO2）を構成する因子を式にしたものです．この式のどの項目が崩れてもDO2は低下して，ショック状態に至ります．

3つ目の式は血圧を規定する因子を示した式で，生理学の教科書にも掲載されているでしょう．この式を見ていると，何かに似ていると思いませんか？ そうです！ DO2の式（図1②）の右辺前半にそっくりです．つまり1回心拍出量（SV）や心拍数（HR），末梢血管抵抗（SVR）などは血圧にもDO2にも影響しています．このことから「血圧低下＝ショック」という感覚になるのです．また血圧低下のときの血圧上昇のための治療が，DO2を改善させることである理由も理解できるでしょう．

---

① **ショックの本質**
　酸素供給量 ＝酸素需要

② **酸素運搬量（Delivery O2：DO2）を構成する因子を示した式**
　酸素供給量 ＝心拍出量（CO）×動脈血酸素含有量（CaO2）
　　　　　　＝1回心拍出量（SV）×心拍数（HR）
　　　　　　　×{1.34×ヘモグロビン（HGB）×SaO2＋（0.003×PaO2）}
　　　　　　＝前負荷（循環血漿量）×後負荷（末梢血管抵抗：SVR）×心筋収縮特性×HR
　　　　　　　×{1.34×HGB×SaO2＋（0.003×PaO2）}

③ **血圧を規定する因子を示した式**
　血圧　　＝心拍出量×後負荷（末梢血管抵抗）
　　　　　＝SV×HR×SVR

図1 ● ショックの理解に必須の式

組織低灌流（低酸素）の所見

　組織低酸素は究極的には多臓器不全に至ります．しかし臨床では多臓器不全に至る前に，組織低酸素を察知して，適切に介入しなければなりません．

　ここまでの話で，低血圧だけでは組織低酸素とはいえないことは理解できたと思います．ここからは代表的な組織低酸素の所見を紹介します．すべてマスターして臨床に活かしてください．

　3 windows of the bodyという言葉をご存じでしょうか．直訳で「体の3つの窓」です．意味不明ですね．これは代表的な組織低酸素の所見を示した有名な言葉です．意識，尿量，皮膚所見の3つを指します．組織低酸素があるかどうかはこれらの項目を丁寧に評価していくことが必要です．逆に，治療開始した場合にはこれらの指標が改善しているかどうかを評価するのです．よく言われる「尿量を保つ」というのは組織低酸素が改善したかどうかを見ているに過ぎないのです．一つひとつ見ていきましょう．

● 意識

　組織低酸素となり脳細胞の機能不全となると意識障害が起こります．当然ですね．ちなみにquick SOFAスコアに意識状態が含まれていることも思い出しましょう（2021年6月号参照）．

● 尿量

　腎臓に対して組織低酸素となると尿量が低下します．これもわかりやすい指標です．最低でも0.5 mL/kg/時を保つことが目標とされます．これは0.5 mL/kg/時が乏尿の基準であり，下回る場合は急性腎障害となることから考えられている数字です．注意することは，利尿薬による利尿で尿量を保っても根本的な解決にはなっていないということです．利尿薬が有用なのは，乏尿・無尿によるVolume overloadを改善させるからであって，**決して組織低酸素の所見としての腎機能障害，尿量低下を改善させているわけではない**ことに注意しましょう．

● 皮膚

　皮膚所見は非常に重要です！今回はショックの定義と，組織低酸素の皮膚所見を覚えれば十分なくらいです．皮膚所見は見て触るだけで簡単に所見をとれて，かつ有用性も高いです．ここでは毛細血管再灌流時間と網状皮斑を覚えましょう．

① 毛細血管再灌流時間（capillary refilling time：CRT）

　CRTの測定方法は，患者の示指を心臓よりもやや高く上げて，爪床が白くなる程度の圧力で数秒間圧迫した後に，圧迫を解除します．通常なら2秒以内に色が戻りますが，組織灌流不全では2秒以上かかります．近年，敗血症性ショックの治療においてCRTの有用性が再評価されており，2019年には乳酸値の代替指標として有用であるとの報告もあります[2]．ベッドサイドに駆けつけて，数秒で評価できる所見であるためしっかりとマスターしておきましょう．

② 網状皮斑（livedo racemosa，mottling）

　網状皮斑は赤紫〜青紫色で網状の皮疹のことです．ショックのみならず灌流不全を示す所見として重要です．主に下肢に見られ，特にショックの際にはMottling scoreというものが提唱

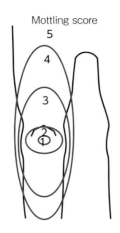

図2 ● Mottling score
文献3より引用.
網状皮斑の範囲によってスコアリングされる.

されており膝を中心としてどのくらいの範囲に網状皮斑が広がっているかで，循環不全の重症度や治療反応性を見ることができます[3,4]．図2にMottling scoreに関して原著[4]から引用した図を載せておきます．原著には網状皮斑の写真もありますので，興味のある方はぜひ原著をお読みください[4]．

■ 内科医局CR席にて

J1：血圧低下＝ショックとは限らないから，組織低酸素の所見をすばやく取って，ショックを覚知するのが重要なんですね！

CR：そうだね！ ただ実際には血圧低下の多くはショックを伴い一刻を争うので，ショックとしての対応を進めながら，組織低酸素の程度を評価していくことになるね．

J1：頭を働かせながら体も動かすという，先生のお決まりの謳い文句ですね！

CR：なんか馬鹿にされているような…さて，気を取り直して次はショックの鑑別を勉強していこう．

J1：血圧が低いから輸液をいっぱい投与した方がいいと思うのですが，もし心原性ショックだったら肺水腫が怖いな…なんて考えていたらどんどん時間ばかり過ぎてしまうことがよくあります．今回もそうでした．

CR：よし，勉強している研修医ほど陥りやすい，輸液コワイコワイ病を克服することから始めようか！

症例

病歴聴取・カルテレビュー：抗菌薬はセフトリアキソンが継続されており，入院時の血液培養ではグラム陰性桿菌が検出されて，菌名同定と感受性試験を進めている状態であった．頓服のアセトアミノフェン 500 mg を6時間おきに使用しており，効果が切れるたびに悪寒戦慄がしていた．当直コールの4時間前に使用したアセトアミノフェンが最終投与で，それ以降に投与された新規薬剤はなし．

身体診察：眼瞼結膜に蒼白なし，眼球結膜に黄染なし，副鼻腔の叩打痛なし，口腔内に異常なし，舌は湿潤，呼吸音に左右差はなく，ラ音なし，心音整，過剰心音なし，心雑音はなし，CVA叩打痛は右で著明にあり，脊柱叩打痛なし，下腿浮腫なし，四肢は温かく，左前腕の末梢カテーテル刺入部位に炎症徴候なし，CRT > 2秒，両膝を中心として Mottling score 4点まで網状皮斑が広がる．

動脈血液ガス分析（室内気）：pH 7.35，PaO_2 190 Torr，$PaCO_2$ 25.6 Torr，SaO_2 98 %，HCO_3^- 13.8 mEq/L，Lactate 6.8 mmol/dL，Na^+ 133 mEq/L，Cl^- 100 mEq/L．

胸部X線写真：ポータブル写真，A-P像，骨軟部陰影に異常なし，右下肺野に浸潤影がある．

ショックの鑑別

多くの先生方は医師国家試験のときにショックの4つの鑑別を覚えたと思います．今回は4つの鑑別を振り返りつつ，臨床で応用できる形，情報を加えていきましょう．表1をご覧ください．

まず覚えてほしいのはそれぞれのショックの頻度です．これは米国の統計を参考にしていますが[5]，血流分布異常性ショックと循環血液量減少性ショックで80％以上を占めます．残りの20％弱が心原性ショックと閉塞性ショックです．治療としての輸液を制限するべきなのは後者

表1 ● ショックの鑑別

	血流分布異常性	循環血液量減少性	心原性	閉塞性
頻度	66 % *敗血症性ショックだけで62%	16 %	16 %	2 %
原因	・敗血症性ショック ・神経原性ショック ・アナフィラキシーショック	・出血 ・大量のNa喪失（下痢，嘔吐，利尿薬やドレナージなど）	・ACSなどによる心筋障害 ・不整脈 ・急性弁膜症などの機械的異常	・肺塞栓症 ・緊張性気胸 ・心タンポナーデなど
前負荷 ＝肺動脈楔入圧	↓	↓	↑	不変 心タンポナーデでは↑
心臓のポンプ機能	不変（最終的には低下）	不変または↑（最終的には低下）	↓	↓（心タンポナーデ以外は発症直後は変化なし）
後負荷	↓	↑	↑	↑
四肢の温度	温（最終的には冷）	冷	冷	冷

文献5より作成．
ACS：acute coronary syndrome（急性冠症候群）

2つです．心原性ショックでは，心機能低下をきたした病態の治療が先決，閉塞性ショックでは緊張性気胸や肺塞栓症，心タンポナーデ自体の解除をしないことにはショック状態からは抜け出せません．先生方が出会う**ショックの80％以上で輸液が有効である**という事実を知っておいてください．確かに呼吸不全は怖いですが，将来の呼吸不全を心配するなら目の前のショックを治療しましょう．ショックに対して盲目的に輸液を行っても80％以上の確率で正解なのです．

● 四肢の温度

表1の最後の行にある，四肢の温度はとても大切です．なぜなら四肢の温度は，鑑別を絞るうえで非常に重要であり，血圧低下，ショックの際に四肢が温かいなら血流分布異常性ショックだ，と言えるからなのです．それだけで鑑別が絞れました．さらに疫学を加えると，血流分布異常性ショックのうち90％以上が敗血症性ショックなのですから，以下の公式が成り立ちうるといえます．

> 四肢が温かい ＝ 血流分布異常性ショック ≒ 敗血症性ショック

逆に四肢が冷たくても血流分布異常性ショックは否定できません．時間経過とともに温（warm shock）→冷（cold shock）へと変化するからです．

血液検査などの前に，四肢を触ることでショックを鑑別して組織低酸素の有無まで評価できます．もう四肢を触らずにはいられないのではないでしょうか．

● 病態生理と治療をつなげる

表1には4つのショックの分類において，DO_2の式に出てくる，前負荷，心機能，後負荷がどうなっているかを書いています．これらのショックの病態生理がわかっていると，そのまま治療につなげることができます．**表1**を治療目線で，

- 前負荷に対する治療：輸液
- 心機能低下に対する治療：強心薬など
- 後負荷に対する治療：血管収縮薬

と言い換えたものが，**表2**です．それぞれのショックで何をすべきかが一目瞭然でしょう．各ショックに対する治療について少しコメントしておきます．

① 血流分布異常性ショック

大量輸液で前負荷を上げつつノルアドレナリンなどで後負荷を上げることが治療です．そもそもが，末梢血管が拡張して血圧低下が起こることが第一義的な変化ですので，**後負荷を上げることが非常に有効な治療**となります．しかし注意すべきは血管透過性亢進によって血管内容量が低下している点であり，ノルアドレナリンの効果を最大限に得るためには**前提として輸液負荷が必須**です．敗血症では25〜30 mL/kgを急速投与します．

② 循環血液量減少性ショック

　脱水症や出血などにより循環血液量が減少することでショック状態となっている，最もシンプルな病態です．治療は何よりも**循環血液量の補充**です．出血性ショックでは貧血も高度です．超急性期には輸液負荷も可能ですが，可及的すみやかに輸血をしないといけません．いつまでも輸液だけ投与しつづけると希釈性に貧血が進行してDO_2の式の後半部分がどんどん低下していってしまいます．また輸血準備中などにノルアドレナリンで昇圧もしますが，根本治療ではないので長時間の使用で臓器障害をきたしやすいです．

③ 心原性ショック

　循環器病棟以外で出会うのは稀かもしれません．**心機能サポートする治療と原因の治療が何よりも最優先**です．血圧を上げる目的のノルアドレナリンは有用ですが，あくまでつなぎです．急性冠症候群ならカテーテル治療，不整脈なら除細動，機械的合併症なら手術などへ適切につなげましょう．強心薬を使用しながら輸液や昇圧薬を使用することも，病態からは有用な場面が多いです．

④ 閉塞性ショック

　何より**閉塞の原因を解除する**ことです．しかも緊張性気胸や心タンポナーデなどは時間を争います．閉塞性ショックが疑わしい場合には適切な診療科に応援を頼む必要があります．
　病態から考えれば輸液や昇圧薬，強心薬が本質的に有効でないことは明らかです．

表2 ● ショックの鑑別と治療

	血流分布異常性	循環血液量減少性	心原性	閉塞性
頻度	66％ *敗血症性ショックだけで62％	16％	16％	2％
原因	・敗血症性ショック ・神経原性ショック ・アナフィラキシーショック	・出血 ・大量のNa喪失（下痢，嘔吐，利尿薬やドレナージなど）	・ACSなどによる心筋障害 ・不整脈 ・急性弁膜症などの機械的異常	・肺塞栓症 ・緊張性気胸 ・心タンポナーデなど
輸液負荷	◎	◎ 出血性ショックでは輸血を早期に考慮	△ 強心薬の使用など心機能を改善させる治療が先決	閉塞の解除が先決
強心薬	─	─	◎	閉塞の解除が先決
末梢血管収縮薬	◎	△	△	△ 閉塞の解除が先決

ACS：acute coronary syndrome（急性冠症候群）

ショックの初期対応

　　表3にショックの初期対応をまとめました．今回はあまり詳細までは述べません．なぜなら
まだ初期輸液や輸液反応性のことなどをまとめていないからです．次回の最後に総まとめとし
て解説します．表3であえて順番を数字でつけていないのは，これらすべてを同時進行でやっ
てほしいからです．ショックについてはできる限りのマンパワーを集めて3人以上で対応する
ようにしてください．

■ 内科医局CR席にて

J1：いやー皮膚を触るだけでそこまでわかってしまうとは．

CR：そうだね，誰もが知る所見は，どう活用するかがポイントとなる．活用方法しだいでは
　　高度な検査よりもずっと迅速で有用な指標となるね！

J1：ショックの鑑別に疫学も入れるのは当たり前のようで，すっかり抜けていた考え方でし
　　た．しっかりと覚えておきます．

CR：当然ながら限界もあります．いつか心タンポナーデや緊張性気胸に出会うこともあるし，
　　連続して心原性ショックなんてこともザラです．でも外れ値のことを気にしていては先
　　に進めないので，私が後輩を指導するときは必ず疫学を覚えるように指導しているよ．

J1：次に気になるのは輸液と昇圧薬のことなのですが．

CR：おーっと今回は誌面の都合上，ここらへんで休憩にしようか．そこまで語りだすと収ま
　　りきらないからね．

J1：誌面って，何のことですか？？

本症例の振り返り

　　本症例は病歴から敗血症性ショックが最も疑われる典型的な症例です．適切な初期対応と原
因治療によって生存率が高くなるでしょう．しかし初期対応に失敗すると途端に治療が難しく

表3 ● ショックの初期対応

・モニター装着，輸液療法の開始，救急カートの準備
・到着したらすみやかにAirway，Breathing，Circulationの評価
・病歴や既往歴，治療歴を最低限確認しつつ，組織低酸素とショックの鑑別を評価，意識，尿量，皮膚所見，四肢の温度！
・検査：動脈血液ガス，血液検査，12誘導心電図検査，超音波検査
・初期輸液への反応性を評価しつつ，昇圧薬の使用を検討
・集中治療領域への移動の必要性を評価

3人以上ですべてを同時進行で行うことが求められる．

なる病態でした．次回も同じ症例の経過を追いながら初期輸液や昇圧薬に関して勉強していきましょう．

おわりに

今回はあえてショックの初期対応に関して詳細は説明しませんでした．それはまだ解説し終わっていない項目を含むからです．次回の「血圧低下に対応しよう②」において総復習として扱いますのでご安心ください．今回と次回の2回分で血圧低下の初期対応に失敗しないだけの知識や経験をお伝えしますのでお楽しみに．

Column：1日1善，1日1論文

皆さん，論文は読んでいますか？「忙しくて読めるわけがない！」「読みたいとは思っているんだけど…」なんていう悲鳴が聞こえてきそうですね．私も初期研修医の頃，同じ状況でした．

論文なんて山ほどあるし，最新の論文も次々と発表されて目が回りそうになる経験は誰でもあると思います．2次資料という言葉をご存じの方は，UpToDate や DynaMed，今日の臨床サポートなどを活用されているでしょう．

今日私がオススメしたいのは，1日1論文という習慣です．すごくありきたりなアドバイスですが，私は以下のような方法でやっています．

- ・必ず紙に印刷して持ち歩く
  - →紙が一番読みやすく，持ち運びしやすい
- ・必ずランダム化比較試験（RCT）を読む
  - →実は一番理解しやすいのが RCT！ 結論もエビデンスレベルが高いので一石二鳥！
- ・興味のある分野の論文にする
  - →興味がないと続かない
- ・感想や思ったこと，疑問点をどんどんと書き込む
  - →研究を覚えやすくなるし，疑問点を解決することで研究自体やテーマ自体にも慣れることができる

1年間続ければ365本，初期研修2年間では730本の論文を読むことができます．継続は力なりです．ぜひ明日から始めてみてください！

\Take home message/

Ⅰ ショックは酸素需給バランスの崩れである！

Ⅱ ショックの鑑別と組織低酸素の評価には患者を触るべし！

Ⅲ ショックの疫学を覚えて輸液を恐れるべからず！

◆ 引用文献

1）「Harrison's Principles of Internal Medicine, 20th ed」（Jameson JL, et al, eds）, McGraw-Hill Education, 2018

2）Hernández G, et al：Effect of a Resuscitation Strategy Targeting Peripheral Perfusion Status vs Serum Lactate Levels on 28-Day Mortality Among Patients With Septic Shock: The ANDROMEDA-SHOCK Randomized Clinical Trial. JAMA, 321：654-664, 2019（PMID：30772908）

3）Coudroy R, et al：Incidence and impact of skin mottling over the knee and its duration on outcome in critically ill patients. Intensive Care Med, 41：452-459, 2015（PMID：25516087）

4）Ait-Oufella H, et al：Mottling score predicts survival in septic shock. Intensive Care Med, 37：801-807, 2011（PMID：21373821）

5）De Backer D, et al：Comparison of dopamine and norepinephrine in the treatment of shock. N Engl J Med, 362：779-789, 2010（PMID：20200382）

◆ 参考文献

1）「On Call Principles & Protocols, 6th ed」（Marshall SA & Ruedy J）, Elsevier, 2017

Profile

藤野貴久（Takahisa Fujino）
聖路加国際病院 血液内科
2016年福岡大学卒，2017年度ベストレジデント，2019年度内科チーフレジデント，2020年度ベストティーチャー．
自分が初期研修中は当直コールへの対応を体で覚えることで精いっぱいでしたが，現在では病態生理と組合わせて，頭も体も同時にフル回転させることが重要であると痛感する日々です．この連載を通して，皆さんの臨床の手助けになれば幸いです．

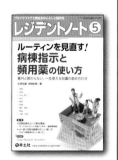

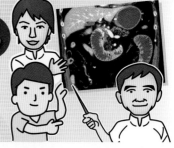

画像診断 ワンポイントレッスン Part3

本コーナーでは画像診断のとっておきのポイントについて，放射線科の指導医と若手医師，そして初期研修医の3人によるカンファレンス形式で解説していきます．

第8回 肺結核の画像診断ポイント
～患者さん排菌してそうですか？～

堀田昌利

● カンファレンス

指導医：今回は肺結核の画像所見について説明するよ．肺結核は過去の病気ではなく，まだまだ患者数が多いのが現状だね．適切に診断しないと，集団感染を起こしてしまうリスクもあるので，肺結核を正確に診断するのは重要だね．また，盲点となりがちな気管支結核，肺結核との鑑別が問題になる非結核性抗酸菌症についてもあわせて解説するよ．

◀ 肺結核の病変分布

症例1 20歳代，女性．

東南アジア出身．胸部X線にて異常を指摘され，胸部CTが撮影された．

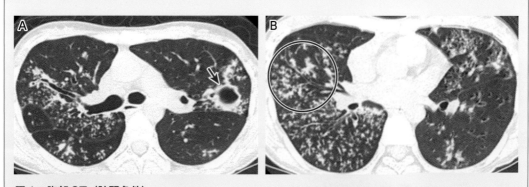

図1 胸部CT（肺野条件）
A）気管分岐下レベル，B）Aより尾側レベル．

研修医：右肺優位に両肺各葉に多発する粒状影や小結節影があり，左肺上葉には空洞（**図1 →**）も認められます．肺結核に合致した所見と思います．

若手放射線科医：その通りですね．質問ですが，通常の細菌性肺炎ではないと判断したのはどうしてですか．

研修医：うーん…．通常の細菌性肺炎であれば，いわゆる気管支肺炎のような，もっとコンソ
リデーションが主体の陰影になるのかと思いました．

指導医：するどいね．確かに，通常の細菌性肺炎は，一般的に粒状影や小結節影を主体とした
陰影を呈さないので，症例1ではその可能性は低いといえるね．

若手放射線科医：多発する粒状影や小結節影という意味ではサルコイドーシスも鑑別になると
思いますが，その可能性についてはどうでしょうか．

研修医：うーん．肺結核とサルコイドーシスはいずれも肉芽腫性疾患ですし，鑑別はなかなか
難しいのではないでしょうか．

指導医：確かに両者の鑑別は難しいこともあるけれど，鑑別ポイントは粒状影や小結節影の分
布が異なるという点だよ．**肺結核は小葉中心性の分布，サルコイドーシスはリンパ行性の分
布を呈する**ということだね．また，サルコイドーシスで空洞形成は比較的稀なのに対し，肺
結核では高頻度にみられるのも鑑別点といえるね．

研修医：小葉中心性？ リンパ行性？ 画像でわかるのですか？

指導医：もちろん！ 小葉を意識して読影するのは非常に重要なので，ここで整理しておこう．

👆ワンポイント！　小葉からみた病変分布の分類

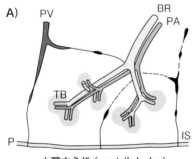

小葉中心性 (centrilobular)

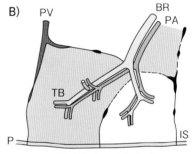

汎小葉性 (panlobular)

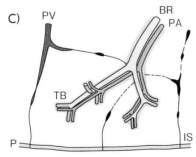

気管支血管周囲沿い (bronchovascular)

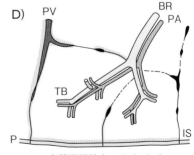

小葉辺縁性 (perilobular)

図2　小葉からみた病変分布の分類

▨ に病変が分布．
BR：気管支，TB：細気管支，IS：小葉間隔壁，PA：肺動脈，PV：肺静脈，P：胸膜
文献1より作成．

- 小葉単位でみた場合，陰影は A）小葉中心性，B）汎小葉性，C）気管支血管周囲沿い，D）小葉辺縁性のように分類される（**図2**）．
- 小葉の中心には気管支と肺動脈が存在し，小葉の辺縁には肺静脈（＋リンパ路）が存在する．また，気管支と肺動脈の束を，気管支血管束と呼ぶ．
- A）小葉中心性陰影は細気管支周囲に小結節～斑状影を呈するもので，典型的には経気道性の炎症でみられる．肺結核，非結核性抗酸菌症，過敏性肺炎などでみられることが多い．
- B）汎小葉性陰影は，小葉全体に病変が広がるパターンであり，肺胞性肺炎，肺水腫，好酸球性肺炎などでみられることが多い．
- C）気管支血管周囲沿いと D）小葉辺縁性は，いわゆる広義間質と呼ばれる領域に相当する．広義間質を主体として病変を認めた場合，リンパ行性分布と判定される．典型的には，サルコイドーシス，癌性リンパ管症などでみられることが多い．
- 広義間質と小葉中心性の陰影が混在している状態を「ランダム分布」と呼ぶ．血行性に病変が形成されたことを示唆する所見で，肺転移や粟粒結核でみられることが多い．

参考症例 **30歳代，男性．**

粟粒結核．

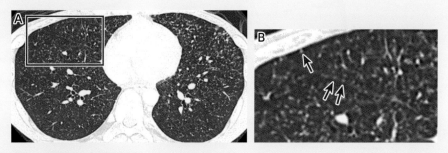

図3　胸部CT（肺野条件）
Bは□の拡大図．

画像所見：両肺に粒状影，小結節影が多発している．粒状影は胸膜上にも複数認められ（**図3➡**），広義間質に沿った病変が存在していることがわかる．それ以外にも，小葉中心性と考えられる粒状影も複数認められることから，ランダム分布を呈していると判定される．典型的な粟粒結核の所見である．

研修医：むむっ．結構レベル高いですね．症例1にあてはめると，小葉中心性の粒状影を呈しているので肺結核が疑われるということですよね．

若手放射線科医：その通りです．肺結核の場合，粒状影が周囲肺と高コントラストを呈するのが特徴的です．高コントラストというのは，いってみれば粒状影がクリッと明瞭に見えることです．対照的に，過敏性肺炎でみられるような粒状影は，淡くてボヤッとしています．これは，肺結核が肉芽腫性病変で高密度なのに対し，過敏性肺炎は炎症が主体なため，内部密度は低いことを反映しています．

指導医：肺結核の典型的な画像所見として，"tree-in-bud appearance"というものがあるけれど，これは結核の粒状影が高コントラストであるという特徴をよく反映しているね．症例1でもきれいな"tree-in-bud appearance"を呈しているよ（**図1◯**）．

ワンポイント！　tree-in-bud appearance[2]

・小葉中心性に分布する複数の粒状影とそれらを連結する分枝状構造が，桜などの裸木（tree）からの芽生え（bud）のように見えることからネーミングされた（**図4**）．日本語では「樹枝状影」として表現されることも多い．

・肺結核以外では，非結核性抗酸菌症，誤嚥性細気管支炎などでみられることがある．

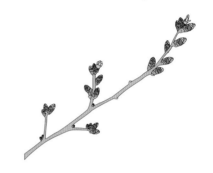

図4　tree-in-budのイメージ図

研修医：なるほど．ところで，この患者さんの画像所見は派手なので，活動性肺結核であることは推察できるのですが，日常診療で結核既往がある患者さんの胸部CT画像をみたとき，それが陳旧性なのか，もしくは活動性なのかを判定することはできるのでしょうか．

指導医：なかなか鋭い質問だね．この点に関しては，正直に言って画像だけで判断するのは難しいのだけれど，過去のいくつかの報告からは，"tree-in-bud appearance"を呈する**場合は活動性肺結核と考えて対応する**ほうがよいことが示唆されているよ[2〜4]．また，それ以外にも，**空洞は活動性病変で認められる場合が多い**ことが報告されています[2, 4]．

研修医：tree-in-bud appearanceは診断のみならず，活動性の評価にも使える超重要な所見というわけですね．覚えておきます！

指導医：活動性ということは排菌している可能性が高いわけだから，その対応には注意が必要だね．

◀ 気管支結核

指導医：結核には肺結核以外に気管支結核という病態もあるので，以下に説明するよ．

症例2 **80歳代，女性．**

肺結核疑いで胸部CTが撮影された．

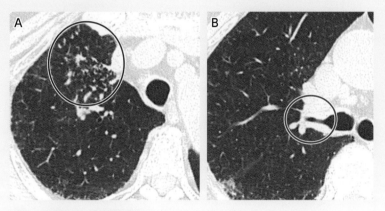

図5　胸部CT（肺野条件）
A）Bより頭側レベル，B）気管分岐下レベル．

若手放射線科医：右肺上葉に小葉中心性に分布する粒状影を認めます（**図5○**）．tree-in-bud appearanceと表現するには，枝に相当する気管支部分の肥厚が目立たない印象はありますが，そのように呼んでもよいかもしれません．いずれにせよ，症例2で見てほしいのは気管支です．所見はどうですか？

研修医：右主気管支が狭くなっているように見えます．また，壁も肥厚しているようですね（**図5○**）．これが気管支結核ですか？

指導医：その通り！　よく見ないと意外と気がつかないんじゃないかな．でも，**肺結核よりも気管支結核の方が排菌量はずっと多いので**，ぜひ気づいてほしい所見だよ．

ワンポイント！　気管支結核 [5]

【定義】気管および気管支粘膜内に病巣を形成する疾患．
【臨床的特徴】
・基礎疾患のない女性や若年者に多い．
・咳嗽，喘鳴，嗄声などを主症状とし，しばしば発熱を欠く．
・喀痰塗抹陽性率が高い．
・肺野陰影は，しばしば軽微．
・左主気管支～気管に好発．

【画像所見】

・気管支壁の全周性肥厚と内腔の狭窄・閉塞.

・気道周囲の軟部組織増生や気管支周囲リンパ節腫大を呈しうる.

・肺野には肺結核所見を認めることが多い.

研修医：気管支結核という病態があることを知りませんでした.

若手放射線科医：気管支結核の診断で問題となるのは，診断の遅れ（doctor's delay）といわれています．長引く咳嗽や喘鳴などから気管支炎や気管支喘息と診断されている場合も少なくない一方で，排菌量が多く感染源となりうるため，確実に診断したい疾患の1つといえますね.

◀ 非結核性抗酸菌症

指導医：次に，肺結核との鑑別が問題になる疾患である非結核性抗酸菌症をみていこう.

症例3 **60歳代，女性.**

胸部X線での異常影の精査目的に胸部CTが撮影された.

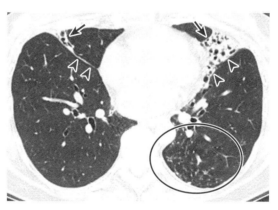

図6　胸部CT（肺野条件）

研修医：中葉・舌区に拡張気管支と周囲のコンソリデーションを認めます（図6➡）．また，両肺には小さな粒状影が散見され，左肺下葉で特に目立ちます（図6◯）．粒状影は小葉中心性の分布を呈しています．非結核性抗酸菌症の典型像ということでよいのでしょうか.

若手放射線科医：よく読影できていますね．付け加えると，両側の葉間胸膜が腹側に偏位しています（図6➤）ので，中葉・舌区は容積減少をきたしていることが示唆されますね．コンソリデーションは虚脱した肺を反映しています．中葉・舌区における容積減少を伴う気管支拡張も非結核性抗酸菌症の特徴の1つといえます．ここで非結核性抗酸菌症についてまとめておきましょう.

🖐 ワンポイント！ 非結核性抗酸菌症[6]

【概念】

・結核菌とらい菌以外の抗酸菌による感染症を包括した症候群.

・非結核性抗酸菌は，池，河川，土壌などの自然環境や水のある居住環境に常在する.

・日本では，*Mycobacterium avium*による感染が最も多く，次いで*Mycobacterium intracellulare*，*Mycobacterium kansasii*が多い.

・*M. avium*と*M. intracellulare*は菌の形状や性質が類似しているため，*Mycobacterium avium-intracellulare* complex（MAC）症と一括され，MAC症が全体の9割を占める.

・MAC症には複数の病型があるが，小結節・気管支拡張型（中葉・舌区型）が大部分を占める.

【臨床的特徴】

・感染経路は非結核性抗酸菌を含むエアロゾルの吸引であり，ヒトからヒトには感染しない.

・基礎疾患のない，非喫煙者の中高年女性に多い.

・病初期は自覚症状に乏しく，健診などで発見されることが多い．一方で，治療を行っても完治が難しく，緩徐に進行する．進行すると，咳嗽や血痰・喀血などがみられる.

【画像所見（中葉・舌区型）】

・小葉中心性の粒状影，小結節.

・結節は高コントラストで10 mm以下が多く，tree-in-bud appearanceも呈しうる.

・病変は中葉・舌区が主体.

・気管支拡張が比較的高度.

研修医：症例3は，小葉中心性の粒状影を呈しているという点からは肺結核も鑑別になると思いますが，非結核性抗酸菌症と肺結核は画像的に鑑別可能なのでしょうか.

指導医：両者の画像所見はオーバーラップするところもあって，鑑別に難渋することもあるけれど，非結核性抗酸菌症の典型像である中葉・舌区型と肺結核の画像的鑑別は基本的に可能だよ.

🖐 ワンポイント！ 肺結核と非結核性抗酸菌症の画像的鑑別ポイント[7, 8]

① **病変分布**：非結核性抗酸菌症は中葉・舌区主体だが，肺結核は上葉や下葉S6主体である．また，非結核性抗酸菌症は肺尖部まで病変が及ぶことは少ない.

② **気管支拡張**：非結核性抗酸菌症では肺結核よりも高頻度・広範囲に認められる.

③ **結節の性状**：肺結核ではしばしば融合傾向がみられる.

④ **空洞壁**：非結核性抗酸菌症の方が，肺結核よりも薄くて滑らかな傾向にある.

若手放射線科医：画像所見に加えて，患者背景（非結核性抗酸菌症は中高年女性に多いこと）も鑑別の一助になるかもしれませんね．

研修医：なるほど．勉強になりました．なんでもかんでも肺結核疑いとして隔離対応するのは現実的ではないので，非結核性抗酸菌症を適切に診断したいと思います．

指導医：今回は肺結核とその鑑別として問題になる気管支結核や非結核性抗酸菌症について勉強したね．活動性の肺結核を示唆する所見として，tree-in-bud appearanceと空洞があることは重要なポイントだったね．また，tree-in-bud appearanceは非結核性抗酸菌症でも認められるため，陰影の分布や気管支拡張に注目して，肺結核と鑑別する必要があるという話だったね．

若手放射線科医：肺結核はいまだに遭遇頻度の高い疾患ですし，活動性肺結核とそれに関連した画像所見について精通しておくことは，どの診療科に進んでも重要ですね．二次感染を防ぐためにも，研修医のうちから注意して読影するようにしましょう．

引用文献

1）Murata K, et al：Pulmonary parenchymal disease：evaluation with high-resolution CT. Radiology, 170：629-635, 1989（PMID：2916013）

2）Im JG, et al：Pulmonary tuberculosis：CT findings--early active disease and sequential change with anti-tuberculous therapy. Radiology, 186：653-660, 1993（PMID：8430169）

3）Poey C, et al：High resolution chest CT in tuberculosis：evolutive patterns and signs of activity. J Comput Assist Tomogr, 21：601-607, 1997（PMID：9216766）

4）Lee JJ, et al：High resolution chest CT in patients with pulmonary tuberculosis：characteristic findings before and after antituberculous therapy. Eur J Radiol, 67：100-104, 2008（PMID：17870275）

5）Lee JH & Chung HS：Bronchoscopic, radiologic and pulmonary function evaluation of endobronchial tuberculosis. Respirology, 5：411-417, 2000（PMID：11192556）

6）Jeong YJ, et al：Nontuberculous mycobacterial pulmonary infection in immunocompetent patients：comparison of thin-section CT and histopathologic findings. Radiology, 231：880-886, 2004（PMID：15118112）

7）Primack SL, et al：Pulmonary tuberculosis and Mycobacterium avium-intracellulare：a comparison of CT findings. Radiology, 194：413-417, 1995（PMID：7824720）

8）Kasahara T, et al：[HRCT findings of pulmonary Mycobacterium avium complex：a comparison with tuberculosis]. Nihon Kokyuki Gakkai Zasshi, 36：122-127, 1998（PMID：9617137）

profile

堀田昌利（Masatoshi Hotta）
国立国際医療研究センター病院 放射線科
画像診断ワンポイントレッスンも遂にPart3を迎えました．これからも，日常診療ですぐに役立つ画像診断のコツをわかりやすく解説していきます．「画像診断って面白いなぁ」と1人でも多くの先生に感じてもらえれば嬉しいです．

※本連載は隔月掲載です．

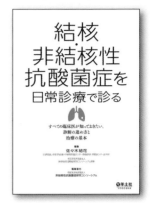
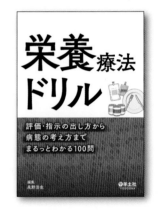
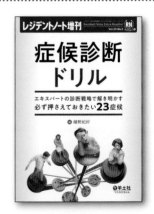

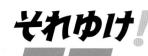

それゆけ！エコー・レジデント！

日常診療でのエコーの使いどころ

シリーズ編集／ Point-of-Care 超音波研究会 広報委員会

第10回 皮膚軟部組織をエコーで見よう
〜皮膚軟部組織感染症を中心に〜

内倉淑男，谷口隼人

POCUS（Point-of-care ultrasound）とは，場所を問わず診察医が行うことのできる超音波検査のことをさします．本連載では，臨床の最前線で使える POCUS の魅力を，研修医 A くん＝"エコー・レジデント"の経験するさまざまな症例を通してお届けします．

プロローグ

研修医 A くんは研修が進み，救急外来での診療にもだいぶ慣れてきた．

今夜も救急外来で診療しているが，あっという間に時間が過ぎていった．患者さんが減ってきた午前1時頃，新たなウォークインの患者さんがやってきた．

症例　足趾を怪我した後に，下腿が腫れてきた

78歳，女性．

糖尿病，脂質異常症の既往があり，過去に下腿の蜂窩織炎の治療歴がある．

1週間ほど前に，右足をたんすの角にぶつけ，右第5趾に挫創を負った．3日ほど前から右下腿に発赤と腫脹・疼痛が出現した．受診前日から38℃の発熱を認めるようになり，救急外来を受診した．

バイタルサイン：意識清明，血圧132/75 mmHg，脈拍96回/分，呼吸数18回/分，SpO2 97％（room air），体温38.4℃．

身体所見：右第5趾に治癒過程の挫創を認める．右下腿に皮膚の発赤・熱感・腫脹を認め，同部位に圧痛を認める．

研修医 A「足趾を怪我した後に，同じ側の下腿に疼痛と腫脹が出現し，その後に発熱かぁ．蜂窩織炎の可能性が高そうかな．（看護師に向かって）血液検査をして入院準備を進めましょう．検査結果がそろったら上級医の C 先生にコンサルトします」

血液検査の結果がそろったので上級医C先生へコンサルトをしたところ，C先生が救急外来へやってきた．

上級医C「下腿の蜂窩織炎を考えて，血液検査と入院準備まで進めてくれたのだね．ありがとう」

研修医A「はい．右足趾の挫創をきっかけにした下腿の蜂窩織炎を考えて，入院での治療が必要と思っています」

上級医C「そうだね．Aくんのアセスメントでおおむね問題ないと思うよ．あと残っていることといえば…，皮下膿瘍の検索かなぁ．膿瘍がある場合は，蜂窩織炎だけの場合とは治療内容が変わってくるよね．治療開始前に皮下膿瘍の合併がないか評価しておくといいよ」

研修医A「皮下膿瘍ですかぁ…．膿瘍があるってことは，腫瘤を触れるってことですよね？皮膚の発赤がある部位の触診はしましたけど，膿瘍があるかないかはわからなかったです．圧痛が強い部分はありましたけど，そこに膿瘍があるかまではわかりませんでした．あとは，画像検査ですかねぇ…．CTを撮るとか…」

上級医C「皮下膿瘍を診断するにはどんな方法がいいだろうか．診察したときに，発赤がある範囲内に特に痛みが強い部位がある場合や，発赤の下に腫瘤が触れるなどの所見があれば疑いやすいよね．診察所見だけではっきりしないときには，エコーが役立つといわれているよ」

皮膚軟部組織感染症における超音波〜蜂窩織炎と皮下膿瘍〜

　蜂窩織炎の診断は皮膚所見を基本としており，皮膚の発赤・腫脹・熱感・疼痛・発赤部位に一致した圧痛といった所見から診断されます[1]．蜂窩織炎と診断する過程においては，画像検査は必ずしも必要ではありません[1]．一方で，蜂窩織炎に皮下膿瘍の合併がないかを評価するためには，画像検査，特にPoint of Care Ultrasound（POCUS）が有用です．

　蜂窩織炎であれば抗菌薬での治療が行われますが，皮下膿瘍がある場合には，膿瘍穿刺や切開排膿といったドレナージの処置が必要になります．そのため，蜂窩織炎と診断した際には，皮下膿瘍の合併がないかを評価することが重要になります[1, 2]．皮下膿瘍に対するPOCUSの有用性を検討したシステマティックレビューでは，成人では感度98.7%，特異度91.0%，陽性尤度比10.9，陰性尤度比0.01とされました[2]．

研修医A「そうなのですね．でもエコーで膿瘍を探すって，なんだか難しそうな気がします．やったことないですし…」

上級医C「エコーで皮下膿瘍を探すのはそんなに難しくないよ．一緒にやってみようよ」

蜂窩織炎と皮下膿瘍に対するPOCUS

◆ 使用するプローブ

皮膚軟部組織を観察する際には，送信周波数が高いリニアプローブ（5～12Hz）を使用します．より深い位置の構造物を描出する場合には，送信周波数が低いコンベックスプローブを使用することもあります．

◆ 描出方法

最初は皮膚所見が正常な部位から描出をはじめ，病変が疑われる部位まで連続して描出していきます．正常部位と比較しながら観察することで，病変部位の所見を認識しやすくなります[3]．

◆ 得られる所見

蜂窩織炎がある部位では皮下組織に炎症が起こっており，POCUSではこれを反映した以下のような所見を探します．

皮下組織の炎症によって，病変部位の皮下組織は正常部位と比較して**全体的に高エコーに描出され，真皮や皮下組織が肥厚**します．炎症によって皮下組織の浮腫が強くなると，蜂窩織炎の超音波所見として有名な"**敷石状変化（cobblestone-like appearance）**"（図1）を認めるようになります．これは，皮下脂肪と結合組織の周囲に浮腫が形成された結果生じる所見です[3]．注意すべき点として，**皮下組織の敷石状変化は，心不全による下腿浮腫など蜂窩織炎以外の病態でも認める**場合があります．炎症以外の病態であっても皮下組織の浮腫は生じることがあるからです．蜂窩織炎と診断するためには，前述したような皮膚の発赤・腫脹・熱感・疼痛・発赤部位に一致した圧痛など**皮下組織の炎症の存在を示唆する臨床所見と合わせて判断する**ことが重要です．

皮下膿瘍の存在を示唆する身体所見として，皮膚発赤を認める部分に一致して，硬結や柔らかい流動性を伴う腫瘤を触れるといわれていますが[4]，身体診察のみで正確に診断することは難しく，POCUSが有用です．皮下膿瘍の超音波所見は典型的には，**辺縁を高エコーの壁に囲**

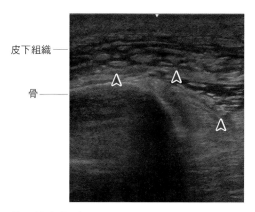

皮下組織 —

骨 —

図1　敷石状変化（cobblestone-like appearance）
蜂窩織炎の病変部分を観察しています．➤部分に，皮下組織の浮腫・
液体貯留を反映した所見（敷石状変化）を認めます．

まれた**不整形の低エコー腫瘤**となりますが，内容物の性状によっては，低エコーと高エコーが混じり合うこともあります（**図2**）．皮下膿瘍は**後方に音響陰影（アコースティックシャドー）**を伴うこともあります[5]．皮下腫瘤の内容が膿などの液体である場合には，エコープローブで腫瘤を圧迫すると**内容物の流動性**を認める場合があります（squish sign）．また，カラードプラ法を使用して血流の有無を評価したとき，膿瘍であれば内部に血流は認めません．これらの所見を参考にして，皮下の低エコー腫瘤が膿瘍であるのか，それ以外のリンパ節や血管といった構造物であるのかを区別していきます[5〜7]（**図3**）．

上級医C「あれ？ ここに膿瘍っぽいところがあるねぇ．図2に似ているよね」

研修医A「ホントですね！ 圧痛が一番強い場所の皮下に低エコー腫瘤がありますね．これが皮下膿瘍なのですね．触診だけではわからなかったです」

上級医C「やっぱり身体診察だけだと，皮下膿瘍の有無は判別しきれないってことだね．じゃあドレナージの処置をしてみよう．処置をするときにもエコーは使えるよ．エコーで膿瘍の場所を確認しているから，切開や穿刺をする場所を決めやすいよね」

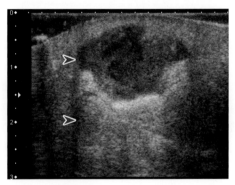

図2 皮下膿瘍
辺縁が不整な低エコー腫瘤を認め，アコースティックシャドーを伴っている（▶）．

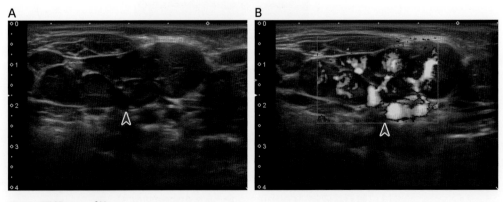

図3 頸部リンパ節
A）Bモード．皮下に低エコー腫瘤を認める（▶）．
B）Bモード　カラードプラ法．腫瘤内部に豊富な血流を認める（▶）．

皮下膿瘍のドレナージ処置時のエコー

　皮膚軟部組織感染症が疑われた患者さんにエコーを行うことで，皮下膿瘍の存在が確定や除外され，約10％の患者さんで治療方針が変更になったという研究があります[2]．皮下膿瘍のドレナージを行う際にも，身体所見のみを根拠にドレナージを行うよりも，エコーで膿瘍の位置・状態を評価しながら切開・ドレナージを行うほうが，治療の失敗が少なかったとの報告があります[5]．

　研修医Aくんは上級医C先生の指導を受けながら切開排膿の処置をはじめた．エコーで膿瘍の位置を確認し，皮膚を切開し，膿瘍ドレナージを行った．膿瘍腔からは，混濁した膿がドレナージされた．ドレナージ後にエコーで膿瘍の残存がないことを確認し，処置を終えた．患者さんは処置後に入院となり，抗菌薬投与が開始された．

上級医C「うまくドレナージできたね．あとは抗菌薬投与でよくなってくれるといいけどね」
研修医A「ありがとうございました．蜂窩織炎って，簡単に診断できる疾患かなぁと思っていましたが，奥が深いですね！勉強になりました！でも，自分一人で皮下膿瘍を見つけられるか，自信はありません…」
上級医C「たしかに慣れるまでは不安かもしれないね．でも，初心者でも短時間のエコーの練習で，皮下膿瘍の診断制度がかなり高められるっていう研究があるよ．食わず嫌いせずに，空いた時間に練習してみてよ」

短時間のエコーのトレーニングで皮下膿瘍の診断精度が上がる！？

　米国のフィジシャン・アシスタント（医療チームの一員として，診断・治療を含む医療行為を行う医療専門職）と衛生兵を対象にした研究では，30分程度のトレーニングを受ければ，感度99.2％，特異度99.5％の精度で皮下膿瘍の有無をエコーで診断できるようになったと報告されています[8]．

エピローグ

　研修医Aくんは新しいエコーの技を覚え，充実感を感じていた．「短時間の練習でかなりの精度で診断できるようになるって，皮膚軟部組織超音波ってお得だなぁ．また新しい武器をゲットしたぞ！」研修医Aくんは診察の空いた時間にエコーのテクニックを磨くのだった．

引用文献

1）Raff AB & Kroshinsky D：Cellulitis：A Review. JAMA, 316：325-337, 2016（PMID：27434444）
　↑JAMAに掲載された蜂窩織炎の総説です．必読！
2）Gottlieb M, et al：Point-of-Care Ultrasonography for the Diagnosis of Skin and Soft Tissue Abscesses：A Systematic Review and Meta-analysis. Ann Emerg Med, 76：67-77, 2020（PMID：32081383）
　↑皮膚軟部組織感染症・皮下膿瘍に対するPOCUSの有用性を評価したシステマティックレビューです．

3）Frasure SE, et al：Application of Point-of-Care Ultrasound for Family Medicine Physicians for Abdominopelvic and Soft Tissue Assessment. Cureus, 12：e9723, 2020（PMID：32944442）
　　↑家庭医に向けた，軟部組織超音波のやり方が書いてある文献．蜂窩織炎や皮下膿瘍の描出方法がわかりやすく書いてあります．

4）Fitch MT, et al：Videos in clinical medicine. Abscess incision and drainage. N Engl J Med, 357：e20, 2007（PMID：17989377）
　　↑皮下膿瘍のドレナージ手技について記載されています．

5）Connell MJ & Wu TS：Bedside musculoskeletal ultrasonography. Crit Care Clin, 30：243-273, 2014（PMID：24606776）
　　↑筋骨格系・皮膚軟部組織の超音波に関する論文．

6）Emergency Ultrasound Imaging Criteria Compendium. Ann Emerg Med, 68：e11-e48, 2016（PMID：27343675）

7）Gaspari RJ, et al：Abscess Incision and Drainage With or Without Ultrasonography：A Randomized Controlled Trial. Ann Emerg Med, 73：1-7, 2019（PMID：30126754）
　　↑超音波を利用した膿瘍ドレナージの有用性を評価した研究です．治療における超音波の有用性が評価されています．

8）LaDuke M, et al：Ultrasound Detection of Soft Tissue Abscesses Performed by Non-Physician U.S. Army Medical Providers Naïve to Diagnostic Sonography. Mil Med, 182：e1825-e1830, 2017（PMID：28290966）
　　↑短時間でのトレーニングで，皮下膿瘍の診断制度はかなり高められる，という心強い研究です．

Profile

内倉淑男（Toshio Uchikura）
横須賀市立うわまち病院 総合診療科
横浜市立大学医学部 救急医学教室

谷口隼人（Hayato Taniguchi）
横浜市立大学附属市民総合医療センター 高度救命救急センター
横浜市立大学医学部 救急医学教室

Point-of-Care 超音波研究会とは

急性期診療やプライマリ・ケアでのエコーを主体とした，臨床応用および研究を進めるために発足した研究会です．対象は医師に限らず，研修医や看護師などPOCUSに興味をもっている医療関係者すべてで，会員の専門領域も多岐にわたります．2021年3月からPOCUS入門者向けのWEBセミナーシリーズも開始しました．ぜひご参加ください。

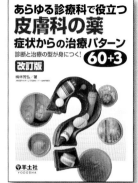
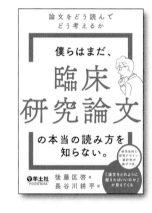
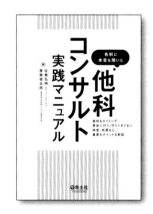

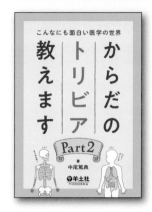
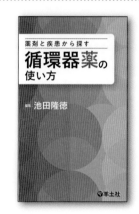
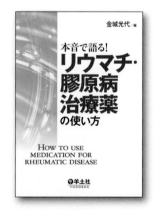

こんなにも面白い
医学の世界

からだのトリビア教えます

へぇ
そうなんだー

中尾篤典
（岡山大学医学部 救命救急・災害医学）

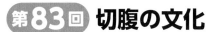

第83回 切腹の文化

　新型コロナウイルス感染症の流行で自殺が増えています．外出自粛のため家庭で過ごす時間が増えたことが家族関係などに微妙な影響を及ぼしているのだとも言われていますが，経済的な問題を抱えた方も少なくないでしょう．医療は本人の意思が尊重されるべきで，自殺を試みる患者さんを無理やり救命することに対する倫理的な議論がないわけではありません．私は救命救急医ですので，生命の危機にある患者さんを救命する使命があります．また，自殺を企てる患者さんの多くは精神疾患を抱えていて，辛くもがき苦しんでやむなく自殺という選択をするのであり，これは精神疾患の症状であるから迷うことなく救命治療の対象となる，と考えることにしています．さまざまな議論があるなかで，自殺企図者の診療は救急現場で非常に重要であると思います．

　過去の日本には，ある意味処刑である場合も含め，「切腹」という独特の自殺方法がありました．あまりきちんとしたデータはないのですが，欧米では腹部を切って自殺を企てる方はほとんどいません．しかし，日本ではいまだに切腹の文化が残っているのか，自殺未遂で入院加療を要した約4％の患者が腹部を切っています[1]．首吊りや薬物中毒，飛び降りなどの他の自殺方法と比べてこの数字は有意に高い値でした．当科の大学院生の西村健先生が調べてくれたデータによると，刃物による自傷に限れば，切る部位は腹部が4割強と最も多く，若い人はリストカットなど四肢を切る傾向にあるのに対して，年齢が上がるにつれ，首や胸，腹を切る傾向にあることがわかりました[2]．Katoらの論文では切腹以外の方法で自殺を試みた患者さんの約7割が精神疾患を患っていたのに対し，切腹を試みた患者さんの精神科受診歴は少なく，誰にも相談せずに何かの責任をとるために行われる場合が多いため，非常に予防しにくいと考察がなされています[1]．

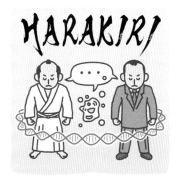

　「切腹」は，われわれ日本人のDNAに深く根付いているのでしょうか．ちなみに，「切腹」は英語で「HARAKIRI」として認知されていて，さらに細胞の自殺である「アポトーシス」に関連するBcl-2ファミリーに属する *harakiri* という名前の遺伝子があり，Hrkと呼ばれています[3]．

文　献

1)　Kato K, et al：Frequency and clinical features of patients who attempted suicide by Hara-Kiri in Japan. J Forensic Sci, 59：1303-1306, 2014（PMID：25077671）
2)　Nishimura T, et al：Characteristics of self-inflicted injury among suicidal patients: analysis of nationwide trauma registry. Trauma Surg Acute Care Open, 6：e000694, 2021（PMID：33912687）
3)　Inohara N, et al：*harakiri*, a novel regulator of cell death, encodes a protein that activates apoptosis and interacts selectively with survival-promoting proteins Bcl-2 and Bcl-X（L）. EMBO J, 16：1686-1694, 1997（PMID：9130713）

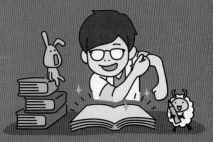

Dr.ヤンデルの勝手に索引作ります!

通読できるように作られた医学書の索引を、市原が勝手に作り直して遊びます。

市原　真

第10回
咳診療で勝手に索引!

|||| 今回のお題本 ➡

私は咳をこう診てきた

亀井三博／著

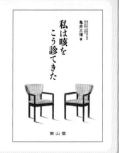

- ■ 定価 2,200 円（本体 2,000 円＋税 10%）
- ■ A5 判　■ 164 頁　■ 南山堂
- ※在庫僅少のため電子版をおすすめします

　今からちょうど1年ほど前のことだ．連載をはじめるにあたり，私が編集部におずおずと提示した「条件」がある．それは以下のようなものだ．

> 「羊土社以外の本も紹介していいですか？」

　出版社にとってあまりうれしい要求ではないだろう．でも，担当編集者のスーさんはニコニコして「いいですよ」と言ってくれた．ありがたい．よかった．

　なぜこんな条件を出したかというと，ほかでもない，私がこの企画で特に紹介したかった本が，今日取り上げる南山堂の書籍だったからである．つまり，企画が先にあって『私は咳を～』を選書したのではなく，『私は咳を～』を紹介したいがために企画を考えたという順番なのだ．その後，スーさんと企画を練っていくなかで，あの本も紹介したい，あの本も取り上げたいと，どんどん夢が膨らんでいくことになるのだが，そもそもの端緒は『私は咳を～』であった．

　私はずっと，亀井三博先生の本をできるだけ多くの人に読んで欲しいと言い続けてきた．

　どれか1冊，医書を完読するならばこれ！しかもキャリアの早いうちに読むことが望ましい．医学生や研修医のうちに読めば，きっとその後の診療にすごくいい影響をもたらしてくれる．通読型の医学書を代表する名著．三省堂書店池袋本店などで開催したフェア「**ヨンデル選書**」でも毎年筆頭で選書してきた．

　そして私はもともと，本書を連載の第1回で紹介するつもりだった．ところが，索引項目を選ぶために本書を再読したときに，企画で取り上げるのは後回しにしたほうがいいなと考え直し，紹介順序を後半に回した．そのような手間をかけた理由を説明するにあたっては，やはり，索引を見ていただく必要がある．

　では今回の「勝手に索引！」を見て頂こう．いつものように，Web（QRコード参照）では「勝手に作った索引」の**完全版**を公開．

▼第10回 完全索引

そして紙面では，索引の一部を抜粋しつつ解説を進めていく……のだけれど．

ふと，ダメ元で，編集部に尋ねてみようと思い付いた．今回は，Webだけじゃなくて，紙面にも完全版を載せてみたい．その方が何か伝わるものがある気がする．もちろん，紙幅の都合というものもあるわけで，まずは交渉してみることにする．少々おまちください．

（交渉中）

市原のオリジナル完全索引

読み	項目	サブ項目	掲載ページ
1から2	1～2週間という患者さんにとって気が遠くなる長い期間は，咳診断のアルゴリズムの中では急性の咳に分類される		79
1しんり	一診療所に1台，あなたの机の上に1台		86
1しんり	一診療所に一台		103
8しゅう	8週間以上続く咳で患者が来院したとき		10
10ねん	10年ぶりの甲子園がとても嬉しかったというSさんの目は潤んでいた		113
COPD	COPDかと思うような見事な閉塞性換気障害パターン		107
COPD	COPDに関する様々な所見の尤度比		118
Like	Like a rolling stone		60
NPPV	NPPVは夜間寝ているときに炭酸ガスがたまりやすいHさんのような患者さんのためにある		127
あとから	後から後からいろいろ出てくる		108
いえでじ	家で人工呼吸器を使う＝在宅人工呼吸療法とは何なのか，全くイメージがつかめないようだった		134
いきぎれ	息切れがしてつらい，いつもの自分ではないと感じた		106
いきをす	息をするたびに聞こえる音とは何だろう？		31
いっけん	一見して閉塞性換気障害をうかがわせる所見が様々観察された		116
いつのこ	いつの頃からか妻は私とともに往診に行くようになった		129
いつのま	いつの間にか2時間が経過していた		132
うまのひ	馬の蹄の音を聴いてシマウマと思っているかもしれないが		58
うんあれ	うん，あれが先生の言っていたヒューヒューだったんだね		108
えへんむ	エヘン虫とはよく言ったものである		67
えらりー	エラリー・クイーンでもエルキュール・ポアロでもなくホームズなのは何故か？		91
おに	鬼		136
かせつえ	仮説演繹法	診療行動は仮説演繹法だけでは説明できないところがある	24
		仮説演繹法	28
かったん	喀痰検査	すでに抗菌薬の治療が始まっているとき，喀痰検査は意味があるのであろうか？	31
がふきい	ガフキー6号という検査結果		64
かめいな	亀井内科の待合で虎屋の羊羹をつまみながらお茶をいただこう		137
かんしつ	間質を首座とする肺炎である．異型肺炎と考え		57
かんじゃ	患者さんと咳の二重奏		66
かんせん	感染症診療について		37
かんどと	感度・特異度は，検査あるいは診察所見の性能を見るのによい指標である		25
きいたこ	聴いたことがない心音		54
きかんし	気管支結核		64
きかんし	気管支喘息	気管支喘息と断定していいだろうか	14
		気管支喘息（咳喘息）として治療，すなわちステロイド吸入と同時に長時間作用型β刺激薬を開始し，その効果をみる	71
		気管支喘息と言われたことがないという病歴を鵜呑みにしない	80
		気管支喘息の病態の主因が気道の炎症にあり，炎症を抑えるためにステロイドが必要であるということ	98
		気管支喘息は気道のアレルギー性炎症であるからステロイドを使う，そしてピークフローを用いた自己管理を行う，というたった2点	98
		感染がなくても黄色痰が出るのは気管支喘息発作の時よく経験する	35
きそにこ	基礎に呼吸器疾患があったり，高齢者の場合，モラキセラ・カタラリスがマイコプラズマに取って代わる		38
きどうか	気道過敏性を疑う病歴		71

読み	項目	サブ項目	掲載ページ
ゆうどひ	尤度比	尤度比の尤は「もっともらしい」の意味である	27
		尤度比によってどれぐらい動くかも，イメージとして少し（15％），中くらい（25％），たくさん（40％）ととらえる	28
ようちえ	幼稚園で流行中の咳風邪がマイコプラズマ感染症である可能性もありうる		18
りうまち	リウマチ性多発筋痛症の高齢女性		58
れんとげ	レントゲン	研修医もレントゲンを見た後，もう一度所見を取り直すと先ほどは聞こえなかった音が，はっきり聞こえるという	23
		胸部レントゲンは3週間以上続く咳の場合，必ず撮る．肺結核を否定するためだ	43

というわけで，今回は**完全索引を紙面にも全部載せる**ことになりました！

なお，（交渉中）などと書いたが本当は交渉しないでいきなり載せている．原稿初読時のスーさんがひっくり返るところが目に浮かぶ．ごめんね．やりたかったの．文字が小さくて読めないよという人はQRコードからWeb版をご覧ください．

＊　＊　＊

無事索引をぜんぶ掲載したところで，私が愛する本書を企画の第1回で取り上げなかった理由を述べる．本書は，これまでの中で一番**「索引項目が少ない本」**なのである．連載第1回でこの項目の少なさはちょっと困る．企画の意図を皆さんにおわかりいただくために，田中竜馬先生の名著[1]をはじめとする「比較的項目が多い本」を連載の序盤で紹介することにして，本書にはいったんベンチに下がってもらった．もっとも，項目が少ないとは言ってもこのとおり文字を縮小してなお3ページ以上あり，一般的な索引に比べたらだいぶ多いのだが．

なぜ索引項目が少なくなったのか？　それは，本書が真の「通読型の医書」だからである．どこかを抜き出してハイライトすることが難しい．頭から読んでいくことで臨床知の**「うねり」がまるごと手に入る**ような本．辞書的に項目を探して読むタイプの本ではまったくない．

話は少しずれるが，私はこの連載原稿を書くときに，まずお題となる本を頭からずんずん読んでいき，索引項目を蛍光ペンで塗っていく．それを編集部のスーさんに渡して索引を作ってもらう．できあがった索引を眺めつつ原稿を書く．そういう順番でやっている．ところが本書の場合，没入度合いが他の医書と比べて格段に高いというか，ぷはっと顔を上げると何ページもマーキングせずに1つのエピソードを読み込んでしまっていることが多かった．

上記の索引内にはあえて「ピンクのハイライト」をもうけて，どうしても時間がない人はそのあたりだけでも見てごらん，と示してはいるが，本当はその**「周り」**も全部みてほしい，ていうか索引を上から下まで通読してほしい．そうすることで，本書の醸し出す固有のオーラみたいなものがぼうっと見えてくる．そのオーラに少しでも興味が湧いたら，ぜひ本書を買っていただき，頭から終わりまで通読してほしい．ここまでの説明に説得力を持たせたいがためにこの企画を10回もやってきたようなものだ．流行りのイタリアンレストランのメニューに例えるならば**「シェフの強欲パスタ 〜どうしてもこれを食べて欲しいから前菜にハラが減る素材を使いました〜」**みたいなイメージ．

とにかく私はこの本を通読してほしかったのである．ここまで言うって相当だよ．

しかしまあ「全部読んでほしい」のはともかくとして，せっかくの索引企画なのだから，索引からにじみ出てくるものにも言及しておこう．あらためて眺めてみて目を引くのは，**「咳」**というシンプルな項目に対するサブ項目の多さである．咳に関する本なのだから当たり前？　でも，よく読んでみてほしい．

・非喫煙，中年女性の30日間続く咳，夜に多く，時に咳もどしを伴い，身体が温まると誘発され，冷えると治る咳

・元々咳が長引く体質の若い非喫煙女性に，誘因なく始まった痰を伴わない終日発作性に続く慢性の咳である

・上気道炎と思われる症状に始まったが，やがて数日の経過で発熱を伴うが痰を伴わない咳に移行，咳のため睡眠がとれず，生活に支障が出てきた

　これですよ．これが本書の「**索引**」なんですよ．膨大な「**咳診療のナラティブ**」を，ひとことで言いまとめることの不可能性．「**まとめて引用してはじめて伝わるゲシュタルト**」．初読時の情動をいかに反芻できるか．

　というわけでキーワードやポイントを指摘するのが難しい本書ではあるが，あらゆる研修医諸君に役立つであろう本書のキモの1つをご紹介する．私がこれまで読んできた500冊以上の医書の中で，本書は一番わかりやすく「**ベイズ推定を用いた臨床診断学**」を書ききった本だ．だから読んだらいいよ，って書けば2行で書評は終わるんだけどさ，やっぱりさ，そういうものでは，ないじゃない．

◆ 文 献

1）『Dr.竜馬のやさしくわかる集中治療　内分泌・消化器編』著／田中竜馬，羊土社，2017

Profile

市原　真（Shin Ichihara）
JA北海道厚生連 札幌厚生病院病理診断科 主任部長
twitter ： @Dr_yandel
略　　歴：2003年 北海道大学医学部卒業，2007年3月 北海道大学大学院医学研究科 分子細胞病理学博士課程修了・医学博士
所属学会：日本病理学会（病理専門医，病理専門医研修指導医，学術評議員・社会への情報発信委員会委員），日本臨床細胞学会（細胞診専門医），日本臨床検査医学会（臨床検査管理医）

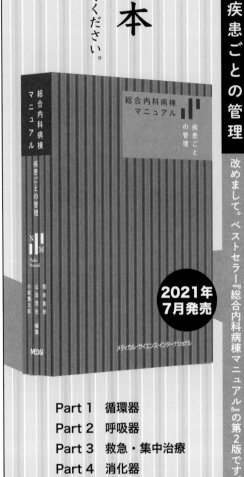

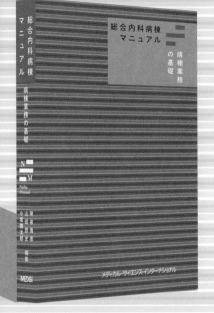

研修医は読まないで下さい!?

高血圧救急 Part1
〜その血圧下げませんか?〜

福井大学医学部附属病院総合診療部　林　寛之

高血圧緊急症

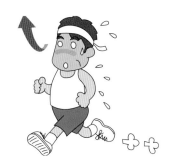

　血圧なんて気分次第ですぐに変動する.運動すれば血圧は上がり,興奮すれば血圧は上がる.もちろん血圧測定は安静時というのが大前提なんだ.不眠不休で,日常業務だけでも疲れに疲れ,目の周りにクマをつくって,管理業務もこなして,コロナ禍で気晴らしすらできないでいるあなたの上司の血圧が高いのは,当たり前と言えば当たり前なのだ.高血圧だから緊急に下げるということはほとんどなく,あくまでも高血圧緊急症という臓器障害の有無を見極めるのが肝心なんだよね.

 ## 患者A　55歳　　　　　　　　　　　　　　　　高血圧性脳症

　3日前より頭痛が強くてたまらないと患者Aがやってきた.3日前にも救急外来を受診しており,その際の頭部CTでは異常を指摘されなかった.片頭痛の既往もあり,吐き気もあるということからトリプタン製剤が処方された.しかし本日は「この前処方された薬を飲むと余計に頭が痛い」と訴え,再度救急外来を受診した.「いやいやあのね,症状が続くときは一般外来を受診してほしいんですよ」と研修医Mが言うも,「日中は仕事が忙しいから受診は無理だ」とムッとした様子で答える患者Aだった.つい(あなたみたいな人がいるから,日本の救急医療は崩△△△んですよ)という思いがよぎったが研修医Mは心の声をゴクンと呑み込んだ.血圧は3日前は160/80 mmHgであったが,今回受診時には,190/115 mmHgであった.研修医Mは神経所見をとったが異常は特になく,「頭が痛ければ血圧くらい上がるもんですよ」と答えた.そこにおもむろに出てきた上級医Hが視野異常と眼底の乳頭浮腫を指摘しMRIをオーダーした.MRIでは後頭葉が白く光る像が描出された.臓器障害が指摘され,すぐさま降圧治療が開始された.

 ## 患者B　75歳　　　　　　　　　　　　　　　　尿閉による高血圧

　腹痛を主訴に患者Bが救急車で搬送された.血圧220/120 mmHg,脈拍110回/分.腹部は板状硬であった.研修医Mはすぐに腹部造影CTをオーダーした.看護師が「この血圧どうしますか」と聞いてきたので,研修医Mは「これだけ高いのは下げないといけません

ね」といい，ニカルジピンを静注し血圧は150/90 mmHgになった．ところが，患者Bの悲鳴がCT室にもこだまし，上級医Hも血相を変えて飛んできた．「これは尿閉じゃない？」…その一言に研修医Mは血の気が引くのを覚えた．早速，導尿され，大量の尿が出てきた．前立腺肥大があり，お酒を結構飲んでしまったと判明した．患者Bは「あぁ〜，楽になってきた」といいつつ，「目の前がクラクラする…」とつぶやいた．

血圧は85/40 mmHgとなっていた．研修医Mの後ろには，緊急呼び出しを受けた外科医がげんなりした顔で立っていた．

研修医M

「いやぁ，Aさんにまさか視野障害があるなんてわからなかったですよ．臓器障害がなければ血圧なんて慌てないって覚えてましたから，まさかこんなところに臓器障害があるなんて…これPRES（可逆性後頭葉白質脳症）ですね．僕はdePRESで落ち込みましたよ（汗）．Bさんは血圧が高すぎるから，これなら降圧はやむなしと思ったんですが，排尿後かえって低血圧になっちゃって…尿閉は臓器障害には入れ…あ，入れないんですね．エヘ」

高血圧緊急症

研修医Mのへこたれないところはなかなか見どころがあるよ．**一度経験した失敗は二度としないようにすれば研修医は合格**だ．ちょっとくらいの失敗でへこんでいるようではダメ．失敗を次にどう生かすかが，医師としての資質をあげていくんだからね．研修医Mの打たれ強さは，きっと学生時代はラグビー部かサッカー部だったんだろう…あ，偏見です（笑）．

血圧が高くて「えらいこっちゃ」とERを受診する患者さんは多い．臓器障害がなければ，降圧治療をする際は徐々に下げていく方がいい．遠い昔は救急外来での降圧治療にニフェジピンカプセルの舌下投与がまことしやかに行われていたが，ニフェジピンによる多くのスタディでは，心筋虚血や脳梗塞の進展，死亡にまで至るなど，急激な降圧は予後が悪いと報告され，ニフェジピンの救急室での使用に対するバッシング論文が1990年代には相次いだ（Arch Intern Med, 159：2259-2260, 1999／Ann Emerg Med, 41：513-529, 2003）．ガイドラインでもニフェジピン使用は推奨されない．でもニフェジピンの舌下投与なんて古狸先生しか知らないことだけどねぇ．あ，私だ！

高血圧緊急症（hypertensive emergencies, hypertensive crisis）は，**高血圧（血圧＞180/120 mmHg）に加えて，臓器障害（脳，心臓，大動脈，腎，副腎，妊娠など）を伴うものだ．血圧180/120 mmHg**というのはあくまでも目安であって絶対値でないので注意されたい．きちんと治療しないと，1年後の死亡率はなんと79％を超え，平均生存期間は10.4カ月という（Hypertension, 71：e13-e115, 2018）．臓器障害があったら，点滴で早急に積極的降圧を図るんだ．

患者AはPRES（posterior reversible emcephalopathy syndrome，可逆性後頭葉白質脳症）だった．高血圧脳症のなかにはかなりこれが含まれているんじゃないかな．その他，入浴関連頭痛でもあるRCVS（reversible cerebral vasoconstriction syndrome，可逆性脳血管攣縮症候群）はくり返す雷鳴頭痛を主訴に来院してくる．PRESは比較的末梢の脳血管が攣縮するのに対して，RCVSはWillis動脈輪近くの脳動脈が攣縮するため，脳出血や脳梗塞を合併しやすい．

どちらも片頭痛との関連が示唆されており，トリプタン製剤は余計血管を絞めつけるため禁忌だ．血圧が180/120 mmHgより高値ならニカルジピンで点滴加療し，180/120 mmHg以下なら経口ベラパミルで降圧すればいい．

> **高血圧緊急症**
> - 高血圧（＞180/120 mmHg）かつ臓器障害があるもの
> - 積極的降圧を要する

 ## 高血圧切迫症

　急な高血圧でかつ臓器障害がなければ，高血圧切迫症（hypertensive urgency）というが，緊急に降圧しないと予後が悪くなるというエビデンスはない．この用語，以前は紛らわしいのでなくしたほうがいいと議論された時期があったが，なぜか残っているんだよね．

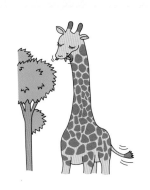

　キリンの血圧は260/160 mmHgが正常であり，血圧が高いくらいでビビんじゃねぇよってキリンさんに笑われてしまう．あの長い首に血液を送り込むわけだから，血圧が高いのも納得だ．でも水を飲むときは頭を下げるので，一気に血圧が500 mmHgほどに上昇するんじゃないかと心配になるが，実はキリンの後頭部にはワンダーネット（奇驚綱）という特殊な毛細血管があり，一時的に血液をプールしてくれるため一気に頭に血液が流れ込むことはない．頭を上げれば失神しそうだが，いやいやこのワンダーネットから血液が供給されるので失神はしないのだ．人間にはワンダーネットがないので，頭を下げたら顔が真っ赤になっちゃうよねぇ．でも人間も鍛えに鍛えたアスリートであるウェイトリフティングの選手は，バーベルを持ち上げた瞬間の血圧は400 mmHgまで上がるというから驚きだ．柔軟な血管と訓練がそこまでできるようにしたんだろう．

　高血圧切迫症では6カ月後でも心血管合併症や脳血管障害をきたすのは1％にも満たない．でも血圧が高すぎるのはやはり将来的に合併症をきたすので，以前は220/120 mmHg以上なら降圧したほうがいいとなっていた．しかし昨今，さまざまな海外のガイドラインで180/120 mmHg以上と数値が変更になっている．日本の高血圧治療ガイドラインもどんどん基準が厳しくなっており，その影響を受けているんだろうなぁ．180 mmHgくらいすぐに上がっちゃうけどねぇ．もちろん，高血圧切迫症は，持続点滴じゃなく，経口の降圧薬で対処していけばいい．

 ## 高血圧緊急症の臓器障害

　では高血圧緊急症の臓器障害ってどこだろう．ただ痛みが強いということだけでも血圧が上がるよね．患者Bに至っては尿閉で腹部全体が痛いと大騒ぎしたが，導尿した途端楽になり，降圧が裏目に出て低血圧になってしまったというトホホな失敗談．あくまでも高血圧緊急症は，高血圧そのものが悪さをする臓器障害を見出すことが大事だ．高血圧緊急症の損傷臓器は

表1 Dr. 林のABCDEFs：高血圧緊急症の臓器障害

A	Aortic dissection	大動脈解離
B	Brain	脳梗塞，脳出血，くも膜下出血（SAH），高血圧脳症
C	Cardiac	心筋梗塞，心不全，肺水腫
D	Damaged kidney	急性腎障害：加速型悪性高血圧
	Drug	コカイン，アンフェタミン，MAO阻害薬
E	Eclampsia	子癇，重症高血圧妊婦（＞180/120 mmHg）
F	（F）Pheochromocytoma	褐色細胞腫などカテコラミン過剰
S	Special others	その他もろもろ 脳梗塞血栓溶解療法後の重症高血圧，降圧薬中断の反跳性高血圧，脊髄損傷後の自動性反射亢進，手術関連，冠動脈バイパス術後，重症熱傷，重症鼻出血

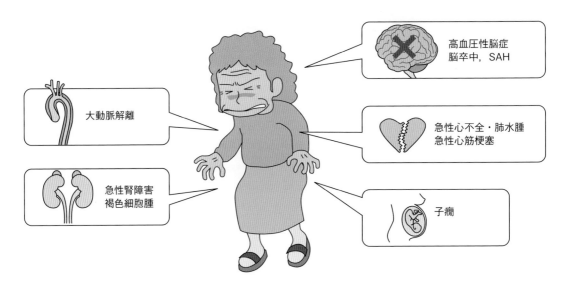

図1 高血圧緊急症の臓器障害

「Dr. 林のABCDEFs」で探せ（表1，図1）! このなかでも頻度が高いのは，ABCであり，ここをしっかり押さえればOKだ．褐色細胞腫のつづりはpheochromocytomaだけど，発音はフェ～なんだから，Fで無理矢理覚えちゃおう．語呂が苦しくてスミマセン…．そして，臓器損傷を見抜くヒントを表2に示す．

　加速型悪性高血圧とは耳慣れないが，昔は悪性高血圧と呼ばれていた．拡張期血圧が120～130 mmHg以上で，急速に腎障害，心不全，高血圧脳症，脳出血などをきたしてくる病態だ．乳頭浮腫や網膜火焔状出血などの眼底所見も重要．多くはCr＞5.0 mg/dLとなっている．急速に降圧すると臓器障害をさらに悪化させるので，24時間以内の降圧は拡張期血圧100～110 mmHg程度にしておく方がよい．「悪性」と大騒ぎするわりに，拡張期血圧をちょい下げるだけでいい．

表2　高血圧緊急症の臓器障害を疑う症状

高血圧性脳症	頭痛，視野障害（後頭葉は頭蓋内圧亢進に弱い），神経局在所見，眼底所見（乳頭浮腫），痙攣，意識障害
脳出血，脳梗塞，SAH	突然発症の頭痛，神経局在所見（片麻痺など），意識障害，痙攣 脳梗塞では軽症～中等症の頭痛を伴うことあり
大動脈解離	胸痛，背部痛，血圧左右差，痛みの移動，横隔膜の上下に痛みあり，頸部の上下に痛みあり，急性臓器虚血症状（片麻痺，急性心不全，心タンポナーデ，急性腹痛，急性腎障害，急性対麻痺，急性下肢虚血）
急性心不全，肺水腫，急性心筋梗塞	呼吸困難，胸痛，放散痛（顎，肩，腕，背中，心窩部），冷や汗，嘔気・嘔吐，全身倦怠
加速型悪性高血圧	拡張期血圧＞120～130 mmHg（通常＞200/120 mmHg），眼底所見（乳頭浮腫，両側火焔状出血，軟性白斑），Cr＞5.0 mg/dL，急速に進行する重症な高血圧症
褐色細胞腫	労作とは無関係に急激に発症する再発性の動悸，発汗，頭痛，振戦
子癇，前子癇	妊娠高血圧症候群（妊娠高血圧，タンパク尿，浮腫）に痙攣，頭痛，視野異常，上腹部痛，悪心・嘔吐
薬物	コカインやアンフェタミンなど交感神経賦活薬なんてそうそう手に入らないから，それらしい人物でそれらしい病歴が疑わしいとき…フッフッフ

高血圧緊急症の治療目標

　　高血圧緊急症の降圧目標を表3に示す．表とにらめっこするとだんだん見えてくる．そう，ニカルジピン最高！　この薬がきちんと使えれば多くの病態で問題ない．ニカルジピンは最初1 mgほど静注し，その後は15分ごとに効果判定し，1～5 mg/時でコントロールする（max15 mg/時）．

　　ただし，**大動脈解離だけは別格で厳格な降圧が求められる**．だってきちんと降圧すれば再解離の発生を約1/3に減らすもの．脈も遅くしないと，血管の解離が進んでしまうのでβ遮断薬が第一選択で推奨される．急性期の降圧目標は100～120 mmHg，目標心拍数は60回/分未満とする．日本で人気のニカルジピンも大動脈解離に対して良好な降圧が得られるが，RCTがないので海外ではイマイチ人気がないんだよね（Emerg Med J, 28：74-75, 2011）．私は使いやすくて好きだけどなぁ．

　　高血圧による急性心不全や心筋梗塞ではニトログリセリンで冠動脈の血流も確保しながら降圧を図るといい．脳出血，脳梗塞，SAHに関しては良いエビデンスが乏しい．

高血圧性脳症

　　高血圧性脳症は脳の自己調節能が破綻した状態で，急速な血圧上昇で脳浮腫をきたし，頭痛や意識障害を呈する病態．はっきりとした機序はわかっていないんだけどね．**正常血圧者では160/100 mmHg以上，慢性高血圧治療中の場合は220/110 mmHg以上で発症しやすい**．もちろん，脳血管障害や髄膜脳炎などは除外しないといけない．頭蓋内圧亢進に対して後頭葉は浮腫になりやすく，MRIで頭頂から後頭葉の白質に血管性の浮腫を認めることで診断となる．こ

表3　高血圧緊急症の薬剤選択

疾患	薬剤	コメント
大動脈解離	β遮断薬，ニカルジピン，ラベタロール	大動脈解離だけは別格！　厳格な降圧を要する．20分以内に収縮期血圧を100〜120 mmHgにする．目標脈拍は60回/分未満にする．β遮断薬を血管拡張薬より先に使用するのが大事．
心不全（高血圧）	ニトログリセリン	β遮断薬は禁忌．血圧は130/80 mmHg以下をめざす．
急性心筋梗塞	ニトログリセリン　β遮断薬	PDE阻害薬（バイアグラ®）内服中は急激な血圧下降が起こってしまう．中等症以上の心不全を伴う場合はβ遮断薬は禁忌．
子癇，重症高血圧を伴う妊娠	ニカルジピン，ヒドララジン，ラベタロール	痙攣に対してはマグネシウムも使用．
褐色細胞腫	ニカルジピン	
脳出血	ニカルジピン	血圧＞220/120 mmHgなら降圧を行う．発症6時間以内は血圧を下げ過ぎてはいけない（収縮期血圧＞140 mmHg）．150〜220 mmHgに対しての降圧はエビデンスに乏しい．140/90 mmHg以下の降圧は死亡率に影響しないが，腎機能が悪化する．
脳梗塞	ニカルジピン	血栓溶解療法適応例は施行前に血圧を185/110 mmHg以下に降圧する． 血栓溶解療法適応外の場合，220/120 mmHg以上の血圧に対して降圧の有効性を示すエビデンスは乏しいが，最初の24時間で15％程度降圧するのはいいだろう．25％以上の降圧は推奨されない．梗塞に至っていない脳（penumbra）を救うため，高めの血圧が必要なんだ．
SAH	ニカルジピン	収縮期血圧160 mmHg以下を推奨．ただし頭蓋内圧が亢進している場合には，不用意な降圧は脳灌流圧の低下をきたしてしまうので要注意．
加速型高血圧	ニカルジピン	拡張期血圧を100〜110 mmHgまでちょい下げる．
高血圧性脳症	ニカルジピン	2〜3時間で25％程度降圧する．脳梗塞を除外すること．

れってまるでPRESだよね．もちろん，MRIで所見がなくてもよい．

　高血圧性脳症に対してはニカルジピンを持続点滴し，2〜3時間で25％程度の降圧を行う．降圧することで症状がよくなっていく．脳梗塞は，まだ梗塞に至っていない脳（penumbra）を救うために血圧が高くなっているので，緊急降圧はよくない．脳梗塞なら10〜15％程度の降圧にとどめておく必要があるんだ．現代医療では，MRIで脳梗塞を除外してから降圧の目安を決めていかないといけないんだなぁ．

君は視神経乳頭浮腫・頭蓋内圧亢進を見つけられるか？（図2）

　眼底鏡で乳頭浮腫を見つけるのはとても重要で，頭蓋内圧亢進を示唆する．高度高血圧であのまぶしい光を目に入れられたら，患者さんは「もうやめてくれ〜」と叫びだしたくなるだろう．血圧もさらに上がるに違いない．瞳孔を開いて検査をすればいいが，後でコンサルトする脳神経外科医や脳神経内科医に『瞳孔が開いていると神経所見がとりにくいなぁ』と言われるかもしれないと思うとビビってしまうよね．散瞳しないで眼底を見る自信のある人ってどれくらいいるかしらん？　小さいのぞき孔から目の奥を見通すのは達人の技が必要になる．

　そこで待ってました！　眼球のpoint of care ultrasound（POCUS，図2）！　目にテガダーム

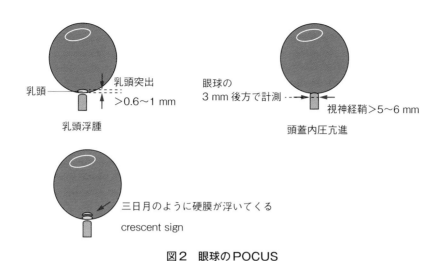

乳頭突出
乳頭 ┄┄┄ > 0.6 ~ 1 mm

乳頭浮腫

眼球の
3 mm 後方で計測 ┄┄
視神経鞘 > 5 ~ 6 mm

頭蓋内圧亢進

三日月のように硬膜が浮いてくる

crescent sign

図2　眼球のPOCUS

を張ってPOCUSをすれば，あら不思議，視神経乳頭が突出しているではありませんか．**乳頭突出0.6 mmをカットオフとすると感度82 ％，特異度76 ％，1 mmとすると感度73 ％，特異度100 ％となかなかいい**．他の報告ではこれほど感度は高くなく，特異度が高いため，乳頭突出は乳頭浮腫の診断には役に立つが，除外には使えない．頭蓋内圧が結構高いときに出てくる所見と割り切った方がいい．

　視神経は突出した脳の一部であり，硬膜が一緒にビヨーンと伸びて視神経鞘となって視神経を包んでいる．頭蓋内圧が亢進すると髄液が入り込んでこの視神経鞘が太くなるんだ．そこで，眼球後方3 mmのところで視神経鞘の太さ（幅）を計測する（optic nerve sheath diameter：ONSD）．ONSDの正常値は視神経鞘を含めて4 mm（視神経は3 mm）だ．**ONSDが5 mmを越えたら頭蓋内圧亢進と判定すると，感度95.6 ％，特異度92.3 ％とサイコーに素敵**なんだ（図3）．ONSDカットオフ値は5 ~ 6 mmとするものが多い．脳圧に比例してONSDもリアルタイムで変化するからおもしろい（J Crit Care, 56：229-235, 2020）．ONSDは片頭痛では太くならないので，頭痛があっても頭蓋内圧の有無の鑑別に有用だ（Clin Neurol Neurosurg, 198：106191, 2020）．

　同じような機序で視神経と硬膜の間に髄液が入り，乳頭のところで硬膜が浮いたように見える所見をcrescent sign（三日月サイン）と呼ぶ．まるでディズニーに出てくるような切った後の爪のような三日月でロマンがあるなぁ．これは特異度は高いが，感度はイマイチ．

　異常な高血圧を見たら，POCUSでうるうると眼を見よう！

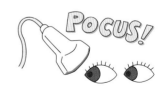

異常な高血圧を見たら，眼のPOCUSを！
- 乳頭浮腫：乳頭の突出 > 0.6 ~ 1 mm．特異度は高いが，感度は低く，除外には使えない
- 頭蓋内圧亢進：眼球後方3 mmで計測．視神経鞘幅 > 5 ~ 6 mm．感度も特異度もいい
- crescent sign が見えたらラッキー．頭蓋内圧亢進の特異度は高い

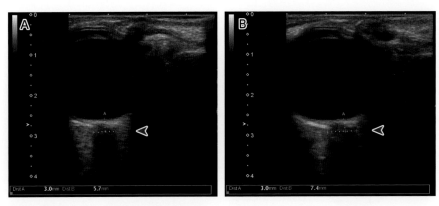

図3　眼球エコー：ONSDの計測（➤）
A）頭蓋内圧正常．ONSD＜6 mm．　B）頭蓋内圧亢進．ONSD＞6 mm．

Check !　文献

1)　van den Born BH, et al：ESC Council on hypertension position document on the management of hypertensive emergencies. Eur Heart J Cardiovasc Pharmacother, 5：37-46, 2019（PMID：30165588）
　　↑必読文献．欧州の高血圧ガイドライン．

2)　「高血圧治療ガイドライン2019」（日本高血圧学会高血圧治療ガイドライン作成委員会／編），ライフサイエンス出版，2019
　　↑必読文献．日本の高血圧ガイドライン．どんどん基準が厳しくなって，肩身が狭いと思う人が多くなるよね．

3)　Rabi DM, et al：Hypertension Canada's 2020 Comprehensive Guidelines for the Prevention, Diagnosis, Risk Assessment, and Treatment of Hypertension in Adults and Children. Can J Cardiol, 36：596-624, 2020（PMID：32389335）
　　↑カナダの高血圧ガイドライン．高血圧緊急症に関する記述は乏しい．

4)　Unger T, et al：2020 International Society of Hypertension Global Hypertension Practice Guidelines. Hypertension, 75：1334-1357, 2020（PMID：32370572）
　　↑必読文献．国際高血圧学会のガイドライン2020．

5)　Whelton PK, et al：2017 ACC/AHA/AAPA/ABC/ACPM/AGS/APhA/ASH/ASPC/NMA/PCNA Guideline for the Prevention, Detection, Evaluation, and Management of High Blood Pressure in Adults：A Report of the American College of Cardiology/American Heart Association Task Force on Clinical Practice Guidelines. Hypertension, 71：e13-e115, 2018（PMID：29133356）
　　↑米国心臓病学会をはじめとする関連学会の高血圧ガイドライン．高血圧緊急症の記載はちょっとショボイ．

Step Beyond Resident

6) Erbel R, et al：2014 ESC Guidelines on the diagnosis and treatment of aortic diseases：Document covering acute and chronic aortic diseases of the thoracic and abdominal aorta of the adult. The Task Force for the Diagnosis and Treatment of Aortic Diseases of the European Society of Cardiology（ESC）. Eur Heart J, 35：2873-2926, 2014（PMID：25173340）

↑欧州のガイドライン. 大動脈解離ではStanford Aは緊急手術, Stanford Bは降圧療法が基本. 降圧目標は100〜120 mmHgにするが, 大動脈弁閉鎖不全がある場合は除く.

7) Brathwaite L & Reif M：Hypertensive Emergencies：A Review of Common Presentations and Treatment Options. Cardiol Clin, 37：275-286, 2019（PMID：31279421）

↑必読文献. 高血圧緊急症のgood review.

8) 日本循環器学会, 他：2020年改訂版 大動脈瘤・大動脈解離診療ガイドライン. 2020 https://www.j-circ.or.jp/cms/wp-content/uploads/2020/07/JCS2020_Ogino.pdf

↑必読文献. 大動脈瘤・解離の日本のガイドライン. コロナ禍なのに頑張ってガイドラインを出した学会に敬意を表しちゃうなぁ.

9) Adebayo O & Rogers RL：Hypertensive Emergencies in the Emergency Department. Emerg Med Clin North Am, 33：539-551, 2015（PMID：26226865）

↑高血圧緊急症のわかりやすいreview. ちょっと基準が古めなので参考までに.

10) Allgaier J, et al：Hypertensive urgency or emergency? The use of intravenous medications in hospitalized hypertensive patients without organ dysfunction. Heart Lung, 49：824-828, 2020（PMID：33011460）

↑臓器障害のない高度高血圧で点滴による降圧療法をしても救急外来の滞在時間が長くなるだけで, 合併症が減るわけでもない. 経口降圧で十分.

11) Donhou SJ & Poncia HD：A sonographic sign of papilledema. J Emerg Med, 45：708-709, 2013（PMID：23992850）

↑乳頭浮腫の症例報告. 図がわかりやすい. エコーで乳頭の突出がこんなにきれいに見えたことないなぁ….

12) Mohson KI & Auday N：Role of Orbital Ultrasound in the Assessment of Clinically Detected Papilledema. J Med Ultrasound, 27：135-140, 2019（PMID：31867176）

↑イラクの40人の頭蓋内圧亢進患者の小規模スタディ. エコーで視神経鞘幅が5 mmを越えたら異常とした場合, 感度91.6％, 特異度75％, 視診率90.0％とよかった. 一方, 乳頭突出の感度は41.6％, crescent signは61.1％と低いものの, 特異度はどちらも100％であった.

13) Teismann N, et al：Point-of-care ocular ultrasound to detect optic disc swelling. Acad Emerg Med, 20：920-925, 2013（PMID：24050798）

↑14人の患者（うち39％に眼底鏡で乳頭浮腫を認めた）について救急医がエコーで視神経の乳頭突出を測定した. 0.6 mm以上を乳頭突出とした場合, 感度82％, 特異度76％であった. 1 mm以上を乳頭突出とした場合, 感度73％, 特異度100％であった. CTとの相関もよかった.

14) Soldatos T, et al：Optic nerve sonography：a new window for the non-invasive evaluation of intracranial pressure in brain injury. Emerg Med J, 26：630-634, 2009（PMID：19700575）

↑視神経鞘の解剖を詳細に解説. 視神経鞘幅の正常のカットオフは乳児で4.5 mm, 1歳超えたら5 mm. 頭蓋内圧が20 mmHgを超えると視神経鞘は5.7〜6.0 mmとなってくる. 感度は87〜95％, 特異度79〜100％である. 6 mm以上はやばいと感じとれればOKだ. カットオフは5〜6 mmとする報告が多いようだ.

15) Gottlieb M & Bailitz J：Can Ocular Ultrasonography Be Used to Assess Intracranial Pressure? Ann Emerg Med, 68：349-351, 2016（PMID：27174371）

↑12論文のメタ解析. 視神経鞘幅について成人＞5 mm, 1〜17歳＞4.5 mm, 乳児＞4 mmを異常とした場合, 頭蓋内圧亢進に対する視神経鞘エコーの感度は95.6％, 特異度92.3％であった.

No way！ アソー！ モジモジ君の言い訳 ～そんな言い訳聞き苦しいよ！ No more excuse！ No way！ アソー（Ass hole）！

△「220/120 mmHg以上は血圧を下げるんですよね」
→それは昔の基準だね. 今は180/120 mmHgが基準なんだけど, 基本的には臓器損傷がなければ慌てないんだ.

×「頭部CTは正常で, 身体所見は異常がないので, 頭痛があっても高血圧だけなら鎮痛薬でいいですかね」
→いやいや視野障害をきちんと調べましょう. 高度の高血圧では頭頂〜後頭葉の浮腫が起こりやすいんだ. さらに眼球のPOCUSをしておこう.

×「眼のPOCUSで乳頭の突出がないので, 頭蓋内圧亢進はないですかね」
→乳頭突出は特異度は高いが感度は低い. それよりONSDを測定しよう. ホラ6.0 mmもあるから, きっと頭蓋内圧は高くなっているはずさ.

◎「ポーカスってファンタジー映画じゃないですか？」
→たしかに「ホーカスポーカス」ってファンタジー映画（1993年）はあったけど, 今はPOCUS, 眼の超音波をさっさとやりましょうね. はい, そのギャグいただきました. 研修医のわりになかなかいいスジをもっているね.

林　寛之（Hiroyuki Hayashi）：福井大学医学部附属病院救急科・総合診療部

GGG（Global General Good doctor）センター（福井大学）では全国の医学生・初期研修医を応援しちゃうよ. 毎月なかなかおもしろい講義がくり広げられるから, ぜひ参加してみてください. 海外講師も呼んで講義をするので, 国際的な視野を身につけるのにも役に立つ. もちろん福井で研修してくれれば, どの科に進もうと後期研修まで面倒見ちゃうから至れり尽くせり. 守備範囲の広い医者に育てます. 興味のある人は毎月HP（https://ggg.med.u-fukui.ac.jp/）をチェックしてね. こんなことやってほしいんていうリクエストにも応えるよ. 待ってるよぉ〜！

1986　自治医科大学卒業	日本救急医学会専門医・指導医
1991　トロント総合病院救急部臨床研修	日本プライマリ・ケア連合学会認定指導医
1993　福井県医務薬務課所属　僻地医療	日本外傷学会専門医
1997　福井県立病院ER	Licentiate of Medical Council of Canada
2011　現職	

★後期研修医大募集中！ 気軽に見学にどうぞ！ Facebook⇒福井大学救急部・総合診療部

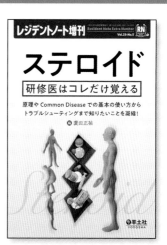

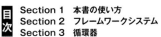
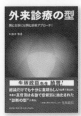

対岸の火事

研修医が知って得する日常診療のツボ

他山の石
中島 伸

他人の失敗を「対岸の火事」と笑い飛ばすもよし、「他山の石」と教訓にするのもよし．研修医時代は言うに及ばず、現在も臨床現場で悪戦苦闘している筆者が、自らの経験に基づいた日常診療のツボを語ります．

その239
研修医時代の自分への
アドバイス

　昔のスライドを整理していると、「研修医時代の自分へのアドバイス」というタイトルのものが出てきました．中身を見ると、

- 患者リストをつくれ
- 手術ノートをつくれ
- 救急をとれ
- 必勝パターンをもて
- 名刺をつくれ

となっています．自分でも「なるほどなあ」と思ったので少し解説したいと思います．

　最初に「研修医時代の自分へのアドバイス」というタイトルの真意を説明する必要があります．私が研修医をしていたのは30年以上前ですが、ほとんどの人が卒業直後に出身大学の医局に入っていわゆるストレート研修を開始し、医師免許証を取ったばかりなのに当直のアルバイトに出かけていました．当然ながら令和の現在とはずいぶん研修環境が違っています．なので、今の自分が当時の自分にアドバイスしても仕方がありません．むしろ、「もし自分が今から初期研修をスタートするなら何をしたらよいか？」という質問に対する答えだと思ってください．おそらく読者の皆さんの役に立つと思うので、順に中身を述べましょう．

患者リストをつくれ

　初期研修中に1番勉強になるのは個々の症例を詳しく掘り下げることです．自分が受け持った入院患者さんはもちろんのこと、外来や救急で1回だけ診療した患者さんのその後を電子カルテでフォローしていくと、後で思わぬ診断がついたり予想外の経過をたどったりすることがあります．実際に経験した症例に対して他の人がどのような診療をしているのか、それを見てあれこれ考えたり調べたりすると役に立つ知識が身につくことと思います．

　例えば、「少し歩き方がおかしいな、歩くときに左手は振るのに右手は振らないな」と思う患者さんがいたとしましょう．左右差があるのだから脳血管障害だろうかと思っていたらParkinson病の初期であることが後で判明した、という経験が私にはあります．内科の先生がパッとみてParkinson病を疑い、DaTスキャン（dopamine transporter scan）で左右差のあるドパミン神経の減少が認められたことから診断がついたのです．

　いささか恥ずかしい思いをしましたが、こういうことも患者リストをつくっていなければわかりませんでした．リストをときどき見直し、「あの人はどうなったのかな、電子カルテを確認してみよう」と思うことが真実を知る第1歩です．ぜひ、患者リストをつくりましょう．ちなみに私自身が患者リストをつくりはじめたのは数年前からですが、研修医でなくても役に立つことを実感しています．

手術ノートをつくれ

　手術を行ったら、当然ながらカルテ内に公式の手術記録を残さなくてはなりません．しかし、それとは別に自分用の手術ノートをつくっておくと役に立ちます．公式記録ではないので、書くべきは今の自分にとって重要なことがメインです．助手の立場なら、縫合のときの針の種類とか糸の種類、あるいは右手に何を持って左手に何を持ってアシストした、術者にどのような指導をされたかなど．どれも公式手術記録に書くことではないですが、自分が上達するためには欠かせない知識です．

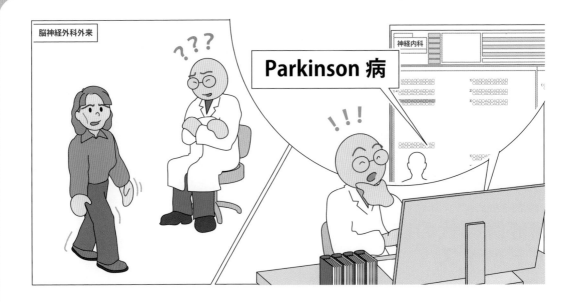

とはいえ，すべての手術を最初から最後まで書いていたら，いくら時間があっても足りません．おそらく三日坊主で終わってしまうことでしょう．コンスタントに手術ノートを書き続けるコツがあるとすれば，それぞれの手術について自分の印象に残っているところや重要だと思った部分の覚え書きだけを残すことです．できれば，手術終了直後，麻酔科による抜管を待っているときなどにメモをとっておきましょう．そうすれば記憶が新鮮なうちに書き残すことができます．それもできなかったときは，仕事の終わりにスマートフォンに録音しておくのもいいと思います．

救急をとれ

病院の中に自分1人しか医師がいない，という昭和の当直アルバイトと違い，現代の研修医が救急室で全責任を背負って診療することはありません．もし仮に1人で患者さんの診察をしていたとしても病院の中には多くの上級医がいるので，求めればアドバイスを得ることができます．

そういう状況にいるなら，救急患者の搬入要請があったときには積極的に応需すれば，自分が勉強する機会をつくることができます．もし救急外来で急変があったとしても，片っ端から院内の上級医を呼び出せば，少なくとも最悪の事態だけは避けることができることでしょう．このような立場を利用できるのは初期研修の2年間だけであり，卒後3年目にもなれば今度は自分が研修医に呼び出される側になってしまいます．初期研修の間に広く救急の勉強をしておくことをお勧めします．

必勝パターンをもて

しばらく研修をしていると，しばしば似たような訴えや症状に出くわします．そのような場合に，一から考えていたら時間もエネルギーも足りなくなってしまいます．入院患者さんが熱を出したとか，頭痛を訴える救急患者さんだとか，何度もくり返し遭遇する場面に対して，自分なりの必勝パターンをつくっておきましょう．例えば，頭痛の患者さんだと，まずは命にかかわる疾患であるくも膜下出血と細菌性髄膜炎の有無を確認し，その後にじっくりと診断を考える，というのが1つのパターンかと思います．何例も頭痛症例を経験しているうちに，稀に椎骨動脈解離という危ない疾患もあるんだということがわかってきます．椎骨動脈解離が疑わしい場合には頭部MRIや3D-CT血管造影を考慮しなくてはなりません．そうやって自分の必勝パターンに改良を加え，そのうえで次の症例に臨むといいですね．

名刺をつくれ

患者さんやその関係者に名刺を差し出されることがあります．そんなときに，「あっ，どうも」といって適当に受けとったりするのは感心しません．こちらもサッと名刺を出してお渡しする方が社会人らしいふるまいです．そもそも名刺を出してくるような人はそれだけで立派だといえます．そういう人に好印象を与えておいて損はありません．また，プライベートでも何かの拍子に思わぬ「出会い」があるかもしれません．そんなときに緊張してしどろもどろの自己紹介をするよりは名刺を渡す方が簡単で好印象を残すのにも効果的です．以前，研修医オリエンテーションのときにこの話をしたら，皆が大きくうなずいていました．

というわけで，研修医時代の自分に伝えたい5つのアドバイスを述べました．これらのうちの1つでも2つでも試してみましょう．皆さんの研修が実りあるものとなるようお祈りしています．

最後に1句

> 過ぎ去りし　研修時代　振り返り
>   生まれた教訓　あとは実行

中島　伸
（国立病院機構大阪医療センター脳神経外科・総合診療科）

著者自己紹介：1984年大阪大学卒業．脳神経外科・総合診療科のほかに麻酔科，放射線科，救急などを経験しました．

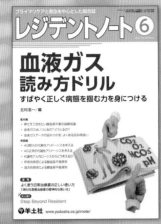
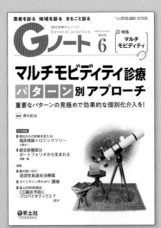
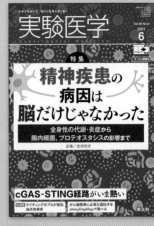
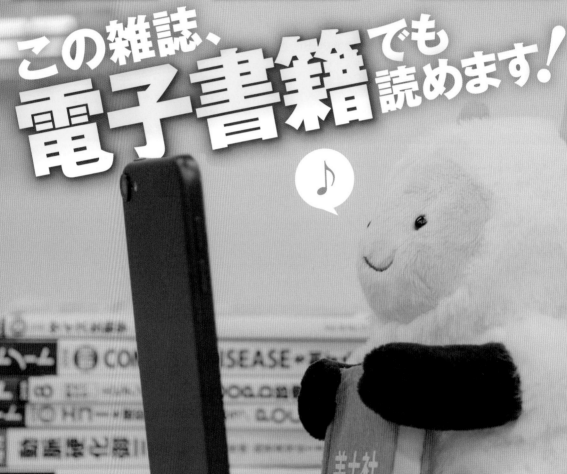

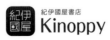

BOOK REVIEW

クイックリファレンス
フローチャートこども診療

著／坂﨑弘美　シリーズ監修／新見正則
定価2,970円（本体2,700円＋税10％），
B6変型判，152頁，新興医学出版社

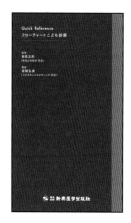

　この本は，初期研修医の先生や他科の先生がはじめて子どもを診療されるときに，先生方の大きな武器になり，力強い味方にもなってくれる本です．筆者の坂﨑弘美先生は，小児科臨床医としての長年の実践経験に基づいて，迅速さを求められる臨床の現場で実際に役立つことを最優先としてこの著書を上梓されたと思います．

　救急外来の看護師から，「3歳の発熱の子が来ています」と呼ばれてはじめて子どもを診察するとき，ドキドキしますよね．研修医の皆さんはまずどうされますか？ 小児科学の分厚い教科書を開いてみても，そう簡単には答えにたどり着きません．この本には，症状別に診断のコツと体重別の投薬内容が記載されていて，迅速に答えにたどり着くことができます．保護者からよく質問されることへの模範解答も記載されていてとても参考になります．

　筆者の坂﨑先生とは30年ほど前に数年間，同じ病院に勤務していました．当時，坂﨑先生はいつも小さなノートにびっしり，この本の内容と同じようなことを書き込んでおられ，それを参考に実にスマートに診療をこなされていました．おそらく時間をかけて作成されたノートであったと思いますが，今回のこの『クイックリファレンス　フローチャートこども診療』は，筆者が若い頃に苦労しながら作成したノートの延長線に，さらに豊富な臨床経験から培われた知識をふんだんに盛り込んで執筆されたと思います．新米先生が白衣のポケットにそっと忍ばせておくと，100人力の叡智を得ることができて安心感につながります．さらに24編のコラムが秀逸です．教科書には載っていないけれど，子どもを診る医師にぜひ知っておいてほしい珠玉のクリニカルパールがちりばめられています．

　筆者も言われているように，しっかり食べて遊べてぐっすり眠れる子には大きな病気はまずありません．よくある疾患の多くは，研修医の先生でも充分に診療することができます．しかしなかには見逃すと命にかかわる疾患もあります．この本には見落としてはいけない疾患を見分けるコツが記載されていますし，けっして見落としてはいけない8つの小児疾患の覚え方も記載されています．この本を診療の糧として，恐れることなく子どもの診療に当たっていただき自分なりにさらに追加して書き込むことで，自分用にカスタマイズされたマイ・クリニカルパールを育んでいかれてはいかがでしょう．

（評者）村上城子（和泉市立総合医療センター 総長）

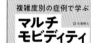
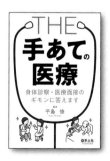

◇◆◇ 「レジデントノート」取扱書店一覧 ◇◆◇

羊土社の既刊書籍やバックナンバーを店頭に備えております. どうぞご利用ください.

＜北海道＞

札幌	紀伊國屋書店　札幌本店	011-231-2131
	コーチャンフォー　美しが丘店	011-889-2000
	コーチャンフォー　札幌ミュンヘン大橋店	011-817-4000
	コーチャンフォー　新川通り店	011-769-4000
	札幌医科大学丸善大学書房	011-616-0057
	三省堂書店　札幌店	011-209-5600
	北海道大学生協　書籍部北部店	011-747-2182
	MARUZEN＆ジュンク堂書店　札幌店	011-223-1911
小樽	喜久屋書店　小樽店	0134-31-7077
函館	昭和書房	0138-54-3316
旭川	コーチャンフォー　旭川店	0166-76-4000
	ジュンク堂書店　旭川店	0166-26-1120
	ジュンク堂書店　旭川医科大学店	0166-68-2773
北見	コーチャンフォー　北見店	0157-26-1122

＜東北＞

青森	ジュンク堂書店　弘前中三店	0172-34-3131
	弘前大学生協　医学部store書籍部	0172-35-3275
岩手	エムズエクスポ　盛岡店	019-648-7100
	ジュンク堂書店　盛岡店	019-601-6161
	東山堂　北日本医学書センター	019-637-3831
	丸善　岩手医科大学矢巾売店	019-697-1651
	MORIOKA TSUTAYA	019-613-2588
宮城	アイエ書店	022-738-8670
	東北大学生協　星陵店書籍部	022-275-1093
	丸善仙台アエル店	022-264-0151
秋田	秋田大学生協　医学部店	0188-31-5806
	ジュンク堂書店　秋田店	018-884-1370
	西村書店　秋田MB	018-835-9611
山形	高陽堂書店	0236-31-6001
	山形大学生協　飯田店書籍部	0236-42-4590
福島	福島県立医科大学ブックセンター	0245-48-2533
	ジュンク堂書店　郡山店	024-927-0440

＜関東＞

茨城	ACADEMIA　イーアスつくば店	029-868-7407
	丸善筑波大学医学学群売店	0298-58-0424
栃木	うさぎや　自治医大店	0285-44-7637
	大学書房　自治医大店	0285-44-8061
	大学書房　獨協医大店	0282-86-2850
	廣川書店　獨協医大店	0282-86-2960
群馬	紀伊國屋書店　前橋店	027-220-1830
	群馬大学生協　昭和店	027-233-9558
	戸田書店　高崎店	027-363-5110
	廣川書店　高崎本店	0273-22-4804
	廣川書店　前橋店	027-231-3077
埼玉	紀伊國屋書店　さいたま新都心店	048-600-0830
	三省堂ブックポート大宮	048-646-2600
	大学書房　大宮店	048-648-5643
	戸田書店　熊谷店	048-599-3232
	文光堂書店　埼玉医科大学店	0492-95-2170
千葉	紀伊國屋書店　流山おおたかの森店	04-7156-6111
	くまざわ書店　ペリエ千葉本店	043-202-2900
	三省堂書店　千葉そごうブックセンター	043-245-8331
	志学書店	043-224-7111
	ジュンク堂書店　南船橋店	047-401-0330
	千葉大学生協　亥鼻店	043-222-4912
	丸善　津田沼店	0474-70-8313
神奈川	ACADEMIA　港北店	045-941-3320
	紀伊國屋書店　聖マリアンナ医大売店	044-977-8721
	紀伊國屋書店　横浜店	045-450-5901
	三省堂書店　新横浜店	045-4/8-5520
	ジュンク堂書店　藤沢店	0466-52-1211
	阪急ブックファースト 青葉台店	045-989-1781

	丸善　ラゾーナ川崎店	044-520-1869
	有隣堂　本店医学書センター	045-261-1231
	有隣堂　北里大学売店	0427-78-5201
	有隣堂　横浜西口医学書センター	045-311-6265
	横浜市立大学生協医学部福浦店	045-785-0601

＜東京＞

千代田区	三省堂書店本店メディカルブックセンター	03-3233-3312
	三省堂書店有楽町店	03-3292-7653
	丸善　お茶の水店	03-3295-5581
	丸善　丸の内本店	03-5288-8881
中央区	丸善　日本橋店	03-3272-7211
	八重洲ブックセンター	03-3281-1811
港区	文永堂書店（慈恵医大内）	03-3431-5805
新宿区	紀伊國屋書店　新宿本店	03-3354-0131
	慶應義塾大学生協　信濃町店	03-3341-6355
	三省堂書店　女子医大店	03-3203-8346
	ブックファースト新宿店	03-5339-7611
文京区	東京医科歯科大学生協	03-3818-5232
	東京大学生協　本郷書籍部	03-3811-5481
	文光堂書店　本郷店	03-3815-3521
	文光堂書店　日医大店	03-3824-3322
品川区	医学堂書店	03-3783-9774
	昭和大学生協	03-3784-8268
大田区	稲垣書店	03-3766-0068
	丸善　東邦大学売店	03-5753-1466
世田谷区	紀伊國屋書店　玉川高島屋店	03-3709-2091
渋谷区	MARUZEN＆ジュンク堂書店　渋谷店	03-5456-2111
豊島区	三省堂書店　池袋本店	03-6864-8900
	ジュンク堂書店　池袋店	03-5956-6111
板橋区	文光堂書店　板橋日大店	03-3958-5224
	帝京ブックセンター	03-6912-4081
都下	オリオン書房ノルテ店	042-527-1231
	木内書店	0423-45-7616
	コーチャンフォー　若葉台店	042-350-2800
	文光堂　杏林大学医学部店	0422-48-0335
	ジュンク堂書店　吉祥寺店	0422-28-5333
	ジュンク堂書店　立川高島屋店	042-512-9910
	MARUZEN　多摩センター店	042-355-3220

＜甲信越・北陸＞

山梨	ジュンク堂書店　岡島甲府店	055-231-0606
	丸善山梨大学医学部購買部	055-220-4079
	明倫堂書店　甲府店	0552-74-4331
長野	信州大学生協松本書籍部	0263-37-2983
	平安堂　長野店	026-224-4545
	MARUZEN　松本店	0263-31-8171
	宮脇書店　松本店	0263-24-2435
	明倫堂書店	0263-35-4312
新潟	紀伊國屋書店　新潟店	025-241-5281
	考古堂書店	025-229-4050
	考古堂書店　新潟大学医学部店	025-223-6185
	ジュンク堂書店　新潟店	025-374-4411
	西村書店	025-223-2388
	新潟大学生協池原店	025-223-2565
	宮脇書店　長岡店	0258-31-3700
富山	紀伊國屋書店　富山店	076-491-7031
	中田図書販売　富山大学杉谷キャンパス売店	0764-34-0929
	中田図書販売　大泉本社	0764-21-0100
	Booksなかだ本店　専門館	0764-92-1197
石川	うつのみや　金沢香林坊店	076-234-8111
	金沢大学生協　医学部	076-264-0583
	金沢ビーンズ明文堂書店　金沢県庁前本店	076-239-4400
	紀伊國屋書店　金沢医大ブックセンター	076-286-1874
	前田書店	076-261-0055

| 福井 | 勝木書店　新二の宮店 | 0776-27-4678 |
| | 勝木書店　福井大学医学部店 | 0776-61-3300 |

＜東 海＞

岐阜	岐阜大学生協　医学部店	058-230-1164
	丸善　岐阜店	058-297-7008
静岡	ガリバー　浜松店	053-433-6632
	マルサン書店　仲見世店	0559-63-0350
	MARUZEN＆ジュンク堂書店　新静岡店	054-275-2777
	谷島屋　浜松医大売店	053-433-7837
	谷島屋　浜松本店	053-457-4165
愛知	大竹書店	052-262-3828
	三省堂書店　名古屋本店	052-566-6801
	名古屋市立大学生協　医学部店	052-852-7346
	名古屋大学生協　医学部店	052-731-6815
	丸善　愛知医大売店	052-264-4811
	MARUZEN　名古屋本店	052-238-0320
	丸善　藤田医科大学売店	0562-93-2582
三重	三重大学生協　BII店	0592-32-9531
	ワニコ書店	0592-31-3000

＜関 西＞

滋賀	大垣書店　フォレオ大津一里山店	077-547-1020
	滋賀医科大学生協	077-548-2134
京都	大垣書店　イオンモールKYOTO店	075-692-3331
	ガリバー　京都店	075-751-7151
	京都大学生協　南部ショップ	075-752-1686
	京都府立医科大学生協医学部店	075-251-5964
	神陵文庫　京都営業所	075-761-2181
	辻井書院	075-791-3863
	丸善　京都本店	075-253-1599
大阪	アゴラブックセンター	072-621-3727
	大阪市立大学生協　医学部店	06-6645-3641
	大阪大学生協　医学部店	06-6878-7062
	紀伊國屋書店　梅田本店	06-6372-5824
	紀伊國屋書店　近畿大学医学部ブックセンター	072-368-6190
	紀伊國屋書店　グランフロント大阪店	06-7730-8451
	ジュンク堂書店　大阪本店	06-4799-1090
	ジュンク堂書店　近鉄あべのハルカス店	06-6626-2151
	ジュンク堂書店　松坂屋高槻店	072-686-5300
	ジュンク堂書店　難波店	06-4396-4771
	神陵文庫　大阪支店	06-6223-5511
	神陵文庫　大阪医科大学店	0726-83-1161
	神陵文庫　大阪大学医学部病院店	06-6879-6581
	MARUZEN＆ジュンク堂書店　梅田店	06-6292-7383
	ワニコ書店　枚方店	072-841-5444
兵庫	紀伊國屋書店　兵庫医科大学売店	0798-45-6446
	神戸大学生協　医学部メディコ・アトリウム店	078-371-1435
	ジュンク堂書店　三宮店	078-392-1001
	ジュンク堂書店　姫路店	079-221-8280
	神陵文庫　本社	078-511-5551
奈良	奈良栗田書店	0744-24-3225
和歌山	神陵文庫　和歌山店	073-433-4751
	TSUTAYA WAY・ガーデンパーク　和歌山店	073-480-5900
	和歌山県立医科大学生協	0734-48-1161

＜中 国＞

鳥取	鳥取大学生協　医学部ショップ	0859-31-6030
島根	島根井上書店	0853-22-6577
	島根大学生協医学部	0853-31-6322
岡山	岡山大学生協コジカショップ	086-235-7047
	喜久屋書店　倉敷店	086-430-5450
	神陵文庫　岡山営業所	086-223-8387
	泰山堂書店　川崎医大売店	086-462-2822
	泰山堂書店　鹿田本店	086-226-3211
	津山ブックセンター	0868-26-4047
	丸善　岡山シンフォニービル店	086-233-4640

広島	井上書店	082-254-5252
	紀伊國屋書店　広島店	082-225-3232
	紀伊国屋書店　ゆめタウン広島店	082-250-6100
	ジュンク堂書店　広島駅前店	082-568-3000
	神陵文庫　広島営業所	082-232-6007
	広島大学生協　霞店	082-257-5943
	フタバ図書　TERA広島府中店	082-561-0771
	フタバ図書　MEGA	082-830-0601
	MARUZEN　広島店	082-504-6210
山口	井上書店　宇部店	0836-34-3424
	山口大学生協　医心館ショップ	0836-22-5067

＜四 国＞

徳島	紀伊國屋書店　徳島店	088-602-1611
	久米書店	088-623-1334
	久米書店　徳島大前店	088-632-2663
	徳島大学生協　蔵本店	088-633-0691
香川	ジュンク堂書店　高松店	087-832-0170
	宮脇書店　本店	087-851-3733
	宮脇書店　香川大学医学部店	087-898-4654
	宮脇書店　総本店	087-823-3152
	宮脇書店　南本店	087-869-9361
愛媛	紀伊國屋書店　いよてつ高島屋店	089-932-0005
	ジュンク堂書店　松山店	089-915-0075
	新丸三書店	089-955-7381
	新丸三書店　愛媛大医学部店	089-964-1652
	宮脇書店　新居浜本店	0897-31-0586
高知	金高堂　本店	088-822-0161
	金高堂　高知大学医学部店	088-866-1461

＜九州・沖縄＞

福岡	井上書店　小倉店	093-533-5005
	喜久屋書店　小倉店	093-514-1400
	紀伊國屋書店　久留米店	0942-45-7170
	紀伊國屋書店　福岡本店	092-434-3100
	紀伊國屋書店　ゆめタウン博多店	092-643-6721
	九州神陵文庫　本社	092-641-5555
	九州神陵文庫　久留米大学医学部店	0942-34-8660
	九州神陵文庫　福岡大学医学部店	092-801-1011
	九州大学生協　医系書籍部	092-651-7134
	ジュンク堂書店　福岡店	092-738-3322
	白石書店　産業医科大学売店	093-693-8300
	ブックセンタークエスト小倉本店	093-522-3912
	MARUZEN　博多店	092-413-5401
佐賀	紀伊國屋書店　佐賀医大ブックセンター	0952-30-0652
	紀伊國屋書店　佐賀店	0952-36-8171
長崎	紀伊國屋書店　長崎店	095-811-4919
	長崎大学生協　医学部店	095-849-7159
熊本	九州神陵文庫　熊本大学医学部病院店	096-373-5884
	金龍堂書店　まるぶん店	096-356-4733
	熊本大学生協　医学店	096-373-5433
	蔦屋書店　熊本三年坂店	096-212-9111
大分	九州神陵文庫　大分営業所	097-549-3133
	九州神陵文庫　大分大学医学部店	097-549-4881
	ジュンク堂書店　大分店	097-536-8181
	明林堂書店　大分本店	097-573-3400
宮崎	メディカル田中	0985-85-2976
鹿児島	鹿児島大学生協　桜ヶ丘店	099-265-4574
	紀伊國屋書店　鹿児島店	099-812-7000
	九州神陵文庫　鹿児島営業所	099-225-6668
	ジュンク堂書店　鹿児島店	099-216-8838
	ブックスミスミ　オプシア	099-813-7012
沖縄	琉球光和考文堂	098-945-5050
	ジュンク堂書店　那覇店	098-860-7175

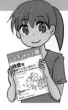

プライマリケアと救急を中心とした総合誌

レジデントノート

定価 2,200円（本体 2,000円＋税 10％）

Back Number

お買い忘れの号はありませんか？

すべての号がお役に立ちます！

2021年7月号（Vol.23 No.6）

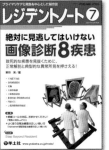

絶対に見逃してはいけない画像診断8疾患

致死的な疾患を見抜くために、正常解剖と典型的な異常所見を押さえる！

編集／藪田 実

2021年6月号（Vol.23 No.4）

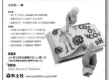

血液ガス読み方ドリル

すばやく正しく病態を掴む力を身につける

編集／北村浩一

2021年5月号（Vol.23 No.3）

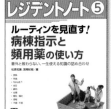

ルーティンを見直す！病棟指示と頻用薬の使い方

意外と教わらない、一生使える知識の詰め合わせ

編集／松原知康，宮崎紀樹

2021年4月号（Vol.23 No.1）

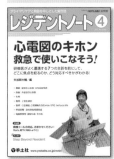

心電図のキホン救急で使いこなそう！

研修医がよく遭遇する7つの主訴を前にして、どこに焦点を絞るのか、どう対応すべきかがわかる！

編集／矢加部大輔

2021年3月号（Vol.22 No.18）

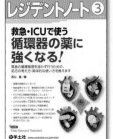

救急・ICUで使う循環器の薬に強くなる！

緊急の循環管理を迷わず行うための、処方の考え方・具体的な使い方を教えます

編集／西山 慶

2021年2月号（Vol.22 No.16）

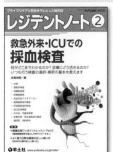

救急外来・ICUでの採血検査

何がどこまでわかるのか？診療にどう活きるのか？いつも行う検査の選択・解釈の基本を教えます

編集／志馬伸朗

2021年1月号 (Vol.22 No.15)

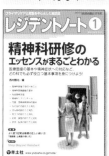

精神科研修の
エッセンスが
まるごとわかる

医療面接の基本や精神症状への
対応など、どの科でも必ず役立つ
基本事項を身につけよう！

編集／西村勝治

2020年12月号 (Vol.22 No.13)

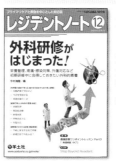

外科研修が
はじまった！

栄養管理、疼痛・感染対策、
外傷対応など初期研修中に
会得しておきたい外科的素養

編集／今村清隆

2020年11月号 (Vol.22 No.12)

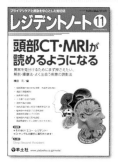

頭部CT・MRIが
読めるようになる

異常を見分けるために
まず押さえたい、解剖・撮像法・
よく出会う疾患の読影法

編集／横田 元

2020年10月号 (Vol.22 No.10)

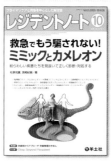

救急で
もう騙されない！
ミミックとカメレオン

紛らわしい疾患たちを見抜いて
正しく診断・対処する

編集／松原知康，宮崎紀樹

2020年9月号 (Vol.22 No.9)

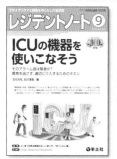

ICUの機器を
使いこなそう

そのアラーム音は緊急か？
異常を逃さず、
適切に介入するためのキホン

編集／古川力丸，石川淳哉

2020年8月号 (Vol.22 No.7)

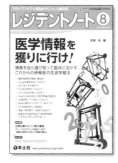

医学情報を
獲りに行け！

情報を自ら選び取って臨床に活かす、
これからの研修医の生涯学習法

編集／舩越 拓

以前の号はレジデントノートHPにてご覧ください ▶ www.yodosha.co.jp/rnote/

バックナンバーのご購入は，今すぐ！

● お近くの書店で：レジデントノート取扱書店
（小社ホームページをご覧ください）

● ホームページから
www.yodosha.co.jp/

● 小社へ直接お申し込み
TEL　03-5282-1211（営業）
FAX　03-5282-1212

※ 年間定期購読もおすすめです！

レジデントノート　電子版 バックナンバー

現在市販されていない号を含む，
レジデントノート月刊 既刊誌の
創刊号〜2018年度発行号までを，
電子版（PDF）にて取り揃えております．

・購入後すぐに閲覧可能　　・Windows/Macintosh/iOS/Android 対応

詳細はレジデントノートHPにてご覧ください

レジデントノート増刊

1つのテーマをより広くより深く

□ 年6冊発行　□ B5判

Vol.23 No.5　増刊（2021年6月発行）

ステロイド
研修医はコレだけ覚える

原理やCommon Diseaseでの基本の
使い方からトラブルシューティングまで
知りたいことを凝縮！

編集／蓑田正祐

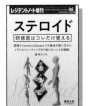

詳細は
1051ページ

□ 定価 5,170円（本体4,700円＋税10％）
□ ISBN978-4-7581-1663-3

Vol.23 No.2　増刊（2021年4月発行）

症候診断ドリル

エキスパートの診断戦略で
解き明かす必ず押さえておきたい
23症候

編集／鋪野紀好

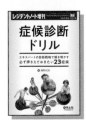

□ 定価 5,170円（本体4,700円＋税10％）
□ ISBN978-4-7581-1660-2

Vol.22 No.17　増刊（2021年2月発行）

複雑度別の症例で学ぶ
マルチモビディティ診療の
考え方と動き方

多疾患併存状態を読み解き、治療の優先
順位をつけ、適切にアプローチする

編集／佐藤健太

□ 定価 5,170円（本体4,700円＋税10％）
□ ISBN978-4-7581-1657-2

Vol.22 No.14　増刊（2020年12月発行）

できる！使いたくなる！
腹部エコー

解剖学的知識と臓器別の
走査・描出のコツ、異常所見を学ぶ

編集／岡庭信司

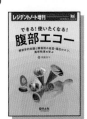

□ 定価 5,170円（本体4,700円＋税10％）
□ ISBN978-4-7581-1654-1

Vol.22 No.11　増刊（2020年10月発行）

がん患者の診かた・接し方
病棟・外来の最前線でできること

副作用・合併症・急性症状に対応する、
納得の緩和ケアを目指し、
家族とも適切に対話する

編集／山内照夫

□ 定価 5,170円（本体4,700円＋税10％）
□ ISBN978-4-7581-1651-0

Vol.22 No.8　増刊（2020年8月発行）

日常診療の
質が上がる新常識

疾患、治療法、薬剤など
明日からの診療が変わる21項目

編集／仲里信彦

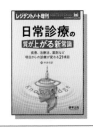

□ 定価 5,170円（本体4,700円＋税10％）
□ ISBN978-4-7581-1648-0

Vol.22 No.5　増刊（2020年6月発行）

改訂版
糖尿病薬・インスリン治療
基本と使い分けUpdate

新しい薬剤・デバイス・エビデンスも
理解し、ベストな血糖管理を！

編集／弘世貴久

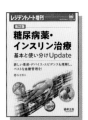

□ 定価 5,170円（本体4,700円＋税10％）
□ ISBN978-4-7581-1645-9

Vol.22 No.2　増刊（2020年4月発行）

画像診断ドリル

救急医と放射線科医が伝授する
適切なオーダーと読影法

編集／藪田　実，篠塚　健

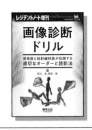

□ 定価 5,170円（本体4,700円＋税10％）
□ ISBN978-4-7581-1642-8

Vol.21 No.17　増刊（2020年2月発行）

骨折を救急で見逃さない！

難易度別の症例画像で
上がる診断力

著／小淵岳恒

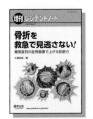

□ 定価 5,170円（本体4,700円＋税10％）
□ ISBN978-4-7581-1639-8

Vol.21 No.14　増刊（2019年12月発行）

集中治療の基本、
まずはここから！

臓器別の評価のしかたと
重症患者管理のポイントがわかる

編集／瀬尾龍太郎

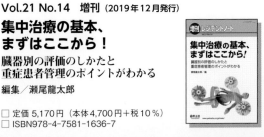

□ 定価 5,170円（本体4,700円＋税10％）
□ ISBN978-4-7581-1636-7

発行　羊土社 YODOSHA

〒101-0052　東京都千代田区神田小川町2-5-1　TEL 03（5282）1211　FAX 03（5282）1212
E-mail：eigyo@yodosha.co.jp
URL：www.yodosha.co.jp/

ご注文は最寄りの書店、または小社営業部まで

レジデントノート 次号 **9** 月号 予告

（Vol.23 No.9）2021 年 9 月 1 日発行

特 集

研修医が押さえておきたい
利尿薬の選び方・使い方 (仮題)

編集／龍華章裕（名古屋大学大学院医学系研究科病態内科学講座 腎臓内科学）

利尿薬は多様な診療場面で用いられるものの，種類が多く使うべき病態が一様ではないことなどから多くの医師が処方時に頭を悩ませるといいます．そこで9月号では，利尿薬使用の一連の流れを理解し実践力を身に付けられるよう，① 利尿薬の基礎的な知識，② 利尿薬使用を悩むような局面の考え方，③ 各科専門医による実臨床での使い方についてご解説いただきました．

連 載

※タイトルはすべて仮題です．内容，執筆者は変更になることがございます．

レジデントノート

Vol. 23 No. 7 2021〔通巻 317号〕
2021年8月1日発行 第23巻 第7号
ISBN978-4-7581-1665-7
定価 2,200円 (本体 2,000円+税10%)〔送料実費別途〕

年間購読料
定価 26,400円 (本体 24,000円+税10%)
〔通常号12冊, 送料弊社負担〕
定価 57,420円 (本体 52,200円+税10%)
〔通常号12冊, 増刊6冊, 送料弊社負担〕
※海外からのご購読は送料実費となります
※価格は改定される場合があります

© YODOSHA CO., LTD. 2021
Printed in Japan

発行人	一戸裕子
編集人	久本容子
副編集人	保坂早苗, 遠藤圭介
編集スタッフ	田中桃子, 清水智子, 伊藤 駿
広告営業・販売	松本崇敬, 中村恭平, 加藤 愛
発行所	株式会社 羊 土 社
	〒101-0052 東京都千代田区神田小川町2-5-1
	TEL 03(5282)1211 / FAX 03(5282)1212
	E-mail eigyo@yodosha.co.jp
	URL www.yodosha.co.jp/
印刷所	三報社印刷株式会社
広告申込	羊土社営業部までお問い合わせ下さい.

呼吸器疾患の臨床的疑問を"手軽"に解決。

呼吸器病レジデントマニュアル

第6版

監修　藤田次郎
編集　石田　直／近藤康博／喜舎場朝雄

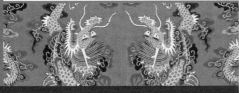

呼吸器病
レジデントマニュアル

第6版

監修　藤田次郎
編集　石田　直
　　　近藤康博
　　　喜舎場朝雄

呼吸器疾患の臨床的疑問を
手軽に解決

- 全面的に見直し、情報量はそのまま、前版から 3/4 のスリム化に成功
- 全項目のはじめに「ポイント」欄を新設
- 最新の診断指針・知見を収載　COVID-19 も新設
- Web 掲載の文献情報から論文データベースに簡単アクセス！

医学書院

● B6変型　頁520　2021年　定価：5,500円（税込）
[ISBN978-4-260-04592-6]

前版より
お安くなりました！

研修医・専門医をめざす内科医にオススメ

研 修医・専攻医に必要な呼吸器疾患の基本的知識を網羅する好評書。今回は内容を全面的に見直し、診断指針・知見をアップデートしました。全項目に全体像をつかむ「ポイント」欄も新設、さらにページ数を 3／4 にスリム化し、情報の濃さはそのまま格段に読みやすくなりました。典型的な聴診音と文献情報を Web 掲載。論文データベースへのアクセスも容易です。COVID-19 についても新設しています。

基本的診療
能力アップ！

CONTENTS

1　呼吸器疾患診断へのアプローチ
2　呼吸器救急の実際
3　主な呼吸器疾患の診断と治療
4　慢性呼吸不全の診断と治療へのアプローチ
5　呼吸器疾患と社会とのかかわり

医学書院

〒113-8719　東京都文京区本郷1-28-23　[WEBサイト]https://www.igaku-shoin.co.jp
[販売・PR部]TEL:03-3817-5650　FAX:03-3815-7804　E-mail:sd@igaku-shoin.co.jp

Dr.ヒサトメの かかりつけ医のための 高尿酸血症・痛風診療Q&A

鳥取大学医学部ゲノム再生医学講座再生医療学分野教授　**久留　一郎** 著

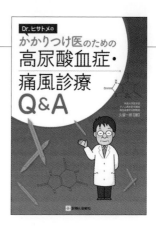

□ B5判　200頁　定価4,180円（本体3,800円+税）
ISBN978-4-7878-2448-6

様々な疾患に合併し，どの診療科でも診察の機会がある高尿酸血症・痛風．本書は日々の診療で高尿酸血症・痛風の診察の機会がある "かかりつけ医のための" 科を横断して使用できるQ&A形式の書籍です．「尿酸降下薬の選択基準は？」「SGLT2阻害薬を使用すると血清尿酸値が下がるのはなぜ？」といった疑問はもちろん，高尿酸血症・痛風の疫学や機序，合併疾患や各種ガイドラインの活用などについても記載しています．診療科を問わず，全ての科の医師におすすめの1冊です．

■目次

診断と治療社　since 1914

〒100-0014　東京都千代田区永田町2-14-2山王グランドビル4F
電話　03（3580）2770　FAX 03（3580）2776
http://www.shindan.co.jp/
E-mail:eigyobu@shindan.co.jp

（21.04）

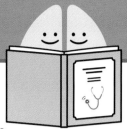
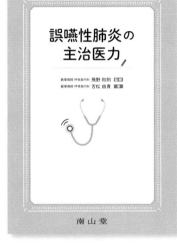
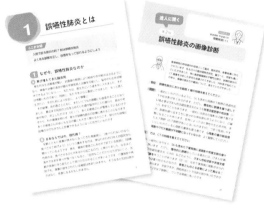

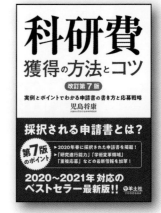
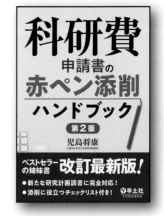
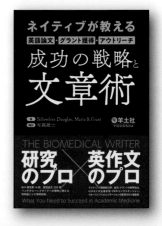

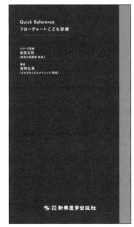
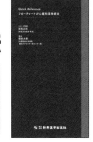
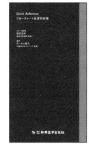

レジデントノート　8月号
掲載広告　INDEX